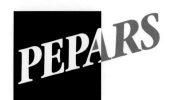

JN095146

【ペパーズ】
編集企画にあたって

　昨今，皮弁の特集も「穿通枝皮弁」「Thin flap」などいろいろと企画されています．PEPARS で言えば，好評につき増刷された No. 118「**再建外科で初心者がマスターすべき 10 皮弁**」（2016 年 10 月）の発展（応用）版として本号が企画されました．対象者は，前編の皮弁を勉強された初級者から中級者の先生方です．皮弁の基本的な解剖は一通り理解できていて，指導者がいれば皮弁が挙上できる先生方にぴったりと思います．つまり，本編は重要な解剖に始まり，一般的な応用から，さらにレベルアップされた応用例まで示されています．このレベルアップされた応用例はすでに論文で症例報告されたものも少なくありません．本応用例については，その皮弁にあまりなじみがない上級者の先生方にも大いに勉強になるものと確信しております．また，前編の「**再建外科で初心者がマスターすべき 10 皮弁**」が有茎皮弁と遊離皮弁の両方を扱っていたのに対して，本号は遊離皮弁とさせて頂き，皮弁の血管茎の処置，移植床の血管の準備を含め，マイクロサージャリーに関してもレベルアップされた内容となっております．

　本号のもう 1 つの特徴は，他の皮弁シリーズで取り上げられることが少なかった特徴的な 3 つの皮弁を取り上げたことです．1 つ目は空腸です．空腸は，下咽頭がんの有力な再建方法の 1 つで，日本では第 1 選択となっています．頭頚部再建では遊離空腸移植を行うことが少なくない一方で，施設によって空腸食道吻合や空腸咽頭吻合の様式や担当科が異なることもあり，大変に参考になります．2 つ目は大網です．大網は，血流やリンパ組織が豊富で可塑性に富み，骨髄炎や 3 次元的に複雑な死腔の充填などに有用で，今後とも感染創の制御に力を発揮してくれると思われます．3 つ目は wrap-around flap です．Wrap-around flap は，一般的な形成外科医にはややハードルが高い皮弁でありますが，指の整容的な再建には必須の皮弁です．十分に整容的に満足がいくレベルには，仕上がり形態から，瘢痕拘縮や骨吸収などを厳密に逆算してデザインすることが大切であることが理解できます．また，通常，有茎皮弁として用いることが多い，（拡大）DP 皮弁や内側足底皮弁も遊離皮弁の応用という形で企画に加えさせて頂きました．

　今回の企画にあたり，日々ご多用の中にご執筆を頂きました先生方と原稿の取りまとめをして頂いた株式会社全日本病院出版会の鈴木由子さんに深謝いたします．また，この特集を手に取られた先生方におかれましては，随時必要な皮弁を繰り返し精読されて，自らの再建手術をレベルアップされることを切に願っております．

2021 年 9 月

鳥山和宏

KEY WORDS INDEX

和　文

― あ・か行 ―

咽喉食摘術　86
外側大腿回旋動脈　18
解剖　46
解剖学的血行領域　9
角枝　64
角枝を用いた肩甲骨弁および広背
　　筋皮弁の連合皮弁　64
感覚神経再建　1
眼瞼再建　30
顔面再建　40
機能再建　30
キメラ型 SCIP flap　25
Gambee 縫合　86
胸背動脈　9
血管茎　94
肩甲骨・肩甲皮弁　64
口唇再建　30
広背筋皮弁　9

― さ　行 ―

再建　9,55
再建外科　18
採取側　55
手掌再建　46
深下腹壁動脈穿通枝皮弁　1
前外側大腿皮弁　18
浅腸骨回旋動脈穿通枝皮弁　25
穿通枝皮弁　40
前腕皮弁　30
爪郭形成　74
足部合併症　74
組織拡張器　40

― た・な行 ―

大網　94
超薄皮弁　25
頭頸部再建　86
内胸動脈　40
内側足底動脈　46

内側足底皮弁　46
乳房再建　1

― は・ま行 ―

薄層皮弁　40
腓骨皮弁　55
皮弁内血管吻合　1
腹直筋皮弁　1
母指再建　74
マイクロサージャリー　18,55,94

― や・ら行 ―

遊離空腸移植術　86
遊離骨移植　64
遊離皮弁　94
遊離皮弁移植　18
指再建　46,74
ラップアラウンドフラップ　74

欧　文

― A・B ―

anatomical vascular territory　9
anatomy　46
angular branch　64
anterolateral thigh flap　18
breast reconstruction　1

― C・D ―

Chimeric type SCIP flap　25
combined scapular bone fap and
　　latissimus dorsi myocutaneous
　　flap with angular branch　64
deep inferior epigastric artery
　　perforator flap　1
donor side　55

― F・G ―

facial reconstruction　40
fibular flap　55
finger reconstruction　46, 74
foot morbidity　74

forearm flap　30
free bone graft　64
free flap　94
free flap transfer　18
free jejunal transfer　86
Gambee suture　86

― H・I ―

head and neck reconstruction
　　　　　　　　　　　　　86
internal thoracic artery　40
intraflap anastomosis　1

― L・M・N ―

laryngopharyngoesophagectomy
　　　　　　　　　　　　　86
lateral circumflex femoral artery
　　　　　　　　　　　　　18
latissimus dorsi musculocutane-
　　ous flap　9
lip reconstruction　30
medial plantar artery　46
medial plantar flap　46
microsurgery　18, 55, 94

― O・P・R ―

nail fold reconstruction　74
omentum　94
osteocutaneous scapular flap　64
palmar reconstruction　46
pedicle　94
perforator flap　40
pure skin perforator flap；PSP
　　flap　25
reconstruction　9, 55
reconstruction of eyelid　30
reconstruction of facial function
　　　　　　　　　　　　　30
reconstructive surgery　18
rectus abdominis musculocutane-
　　ous flap　1

― S・T・W ―

sensory recovery　1
superficial circumflex iliac artery
　　perforator flap；SCIP flap　25
thin flap　40
thoracodorsaris artery　9
thumb reconstruction　74
tissue expander　40
wrap-around flap　74

WRITERS FILE

ライターズファイル（五十音順）

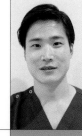

平山　晴之
（ひらやま　はるゆき）
2016年　千葉大学卒業
　　　　武蔵野赤十字病院，初
　　　　期臨床研修医
2018年　東京慈恵会医科大学形
　　　　成外科，助教

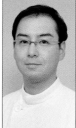

赤澤　聡
（あかざわ　さとし）
2002年　香川医科大学卒業
　　　　社会福祉法人三井記念病院
　　　　外科，レジデント
2006年　東京大学形成外科入局
　　　　同大学病院，医員
2007年　静岡県立静岡がんセンター
　　　　再建・形成外科，シニアレ
　　　　ジデント
2009年　静岡県立静岡こども病院，
　　　　副医長
2010年　山梨大学附属病院形成外
　　　　科，助教
2015年　静岡県立静岡がんセンター
　　　　再建・形成外科，副医長
2017年　同，医長
2018年　国立がん研究センター中央
　　　　病院形成外科，科長

佐藤　秀吉
（さとう　ひでよし）
2006年　名古屋大学卒業
2006年　名古屋第一赤十字病
　　　　院，研修医
2008年　名古屋大学形成外科入
　　　　局，同医員
2012年　小牧市民病院，医員
2015年　University of Pitts-
　　　　burgh 留学
2017年　名古屋市立大学形成外
　　　　科，助教

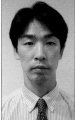

前田　拓
（まえだ　たく）
2006年　神戸大学卒業
　　　　北海道大学形成外科入
　　　　局
2018年　同大学大学院博士課程
　　　　修了
　　　　同大学形成外科，助教
2021年　同，診療講師

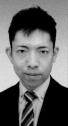

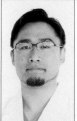

石浦　良平
（いしうら　りょうへい）
2012年　九州大学卒業
　　　　鹿児島市立病院，初期
　　　　研修
2014年　東京大学形成外科・美
　　　　容外科入局
2015年　同，助教
2016年　がん研有明病院形成外
　　　　科，後期レジデント
2017年　三重大学病院形成外
　　　　科，助教

沢辺　一馬
（さわべ　かずま）
1992年　神戸大学卒業
　　　　京都大学形成外科入局
2002年　島根県立中央病院形成
　　　　外科，部長
2003年　京都大学形成外科，助
　　　　手
2012年　美杉会 男山病院整形
　　　　外科，部長

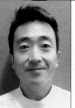

松末　武雄
（まつすえ　たけお）
2002年　札幌医科大学卒業
　　　　湘南鎌倉総合病院，初
　　　　期研修医
2004年　京都大学形成外科
2009年　関西電力病院形成再建
　　　　外科
2012年　京都大学形成外科入局
　　　　関西電力病院形成再建
　　　　外科，医長
2017年　同，部長
　　　　京都大学，臨床准教授

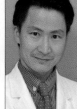

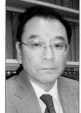

亀井　譲
（かめい　ゆずる）
1984年　名古屋大学卒業
1985年　厚生連加茂病院外科
1988年　静岡済生会総合病院外
　　　　科
1989年　名古屋大学形成外科
1993年　愛知医科大学形成外
　　　　科，助手
1993年　同，講師
1994年　岐阜県立多治見病院形
　　　　成外科
1998年　名古屋大学形成外科，
　　　　講師
2000年　同，准教授
2009年　同，教授

鳥山　和宏
（とりやま　かずひろ）
1989年　名古屋市立大学卒業
1991年　名古屋大学形成外科，医員
1998年　名古屋大学大学院医学研究
　　　　科修了
1999年　同大学医学部附属病院，講師
2003年　あいち小児保健医療総合セ
　　　　ンター形成外科，医員
2006年　名古屋大学医学部附属病
　　　　院，講師
2009年　同大学大学院医学研究科形
　　　　成外科，准教授
2015年　名古屋市立大学病院形成外
　　　　科，准教授・診療部長
2017年　同大学形成外科，教授

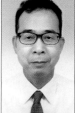

右田　尚
（みぎた　ひさし）
2002年　久留米大学卒業
2004年　同大学形成外科・顎顔面外
　　　　科入局
2005年　済生会福岡総合病院形成外
　　　　科，医員
2007年　久留米大学形成外科・顎顔
　　　　面外科，助手
2009年　祐愛会織田病院形成外科，
　　　　医員
2012年　久留米大学形成外科・顎顔
　　　　面外科，助教
2016年　済生会福岡総合病院形成外
　　　　科，主任部長
2018年　久留米大学形成外科・顎顔
　　　　面外科，助教
2020年　同，講師

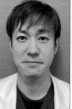

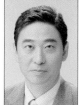

櫻井　裕之
（さくらい　ひろゆき）
1986年　愛媛大学卒業
　　　　東京女子医科大学形成
　　　　外科入局
1990年　同，助手
1995〜98年　米国テキサス大学
　　　　留学
2001年　東京女子医科大学形成
　　　　外科，講師
2006年　同，准教授
2009年　同，主任教授

塗　隆志
（ぬり　たかし）
2003年　大阪医科大学卒業
　　　　同大学形成外科入局
2005年　埼玉医科大学総合医療
　　　　センター形成外科，病
　　　　院助手
2006年　大阪医科大学形成外
　　　　科，助手
2008年　同，大学院
2012年　同，助教
2014年　同，講師
2018年　同（2021年〜大阪医科
　　　　薬科大学），准教授

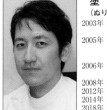

八木俊路朗
（やぎ　しゅんじろう）
2001年　名古屋大学卒業
2001年　刈谷総合病院，研修医
2002年　名古屋大学医学部附属
　　　　病院，研修医
2003年　同大学形成外科，医員
2006年　同，病院助手
2007年　同大学大学院医学系研究科
　　　　修了
2009年　同大学形成外科，講師
2014年　鳥取大学形成外科，講
　　　　師
2016年　同，准教授

CONTENTS

レベルアップした再建手術を行うためにマスターする遊離皮弁

編集／名古屋市立大学教授　鳥山　和宏

腹直筋皮弁・深下腹壁動脈穿通枝皮弁 ························· 佐藤秀吉ほか　**1**

腹直筋皮弁は再建に頻用される皮弁であり，比較的，挙上の容易な基本的な皮弁と位置づけられる．筋体を含まない穿通枝皮弁としての挙上法や，神経付き皮弁などの知見も含め詳述する．

広背筋皮弁―血行形態と安全な挙上法― ·················· 右田　尚ほか　**9**

胸背動脈を茎とした広背筋皮弁を挙上する場合，広背筋を安全に挙上できる範囲は第12肋骨下縁までで，皮島は第9肋間動脈穿通枝および広背筋外側部の第10肋間動脈穿通枝を含めることで腸骨稜までの皮弁の採取が可能である．

前外側大腿皮弁 ······························· 平山晴之ほか　**18**

前外側大腿皮弁は血管走行が多様であるため，術前に皮膚穿通枝のマーキングを行うことが重要である．当施設で行っている皮膚穿通枝検索方法や前外側大腿皮弁を用いた種々の再建について述べる．

浅腸骨回旋動脈穿通枝皮弁（SCIP flap）
―キメラ型や超薄皮弁に触れつつ― ················· 石浦良平ほか　**25**

浅腸骨回旋動脈穿通枝皮弁（superficial circumflex iliac artery perforator flap；SCIP flap）はキメラ型皮弁や全層植皮ほどの薄さで移植する超薄皮弁（pure skin perforator flap；PSP flap）などアレンジが効き，臨床の様々なシーンでの活躍が期待できる．

前腕皮弁 ································· 塗　隆志ほか　**30**

遊離皮弁の中でも前腕皮弁は皮膚および皮下脂肪が薄くしなやかで，長い血管茎を有することが特徴である．また，長掌筋腱を含めて挙上し，固定に用いることで拘縮の予防や皮弁を動かすことが可能である．

伸展 DP 皮弁 ······························· 櫻井裕之　**40**

DP 皮弁は古典的な有茎皮弁の中で代表的な axial pattern flap であるが，エキスパンダー法を併用し遊離皮弁として移植することで，顔面皮膚再建における有用性が格段に高まる．

◆編集顧問／栗原邦弘　中島龍夫
　　　　　　百束比古　光嶋　勲
◆編集主幹／上田晃一　大慈弥裕之　小川　令

【ペパーズ】
PEPARS No.178/2021.10◆目次

内側足底皮弁……………………………………………………………沢辺一馬　**46**

内側足底皮弁を用いるにあたり，必要な解剖と考察，それに基づいた挙上法と移植法，その工夫を記した．

腓骨皮弁—立体的特徴を考慮に入れた採取側の決定法—……………八木俊路朗　**55**

左右下腿の解剖構造は鏡面構造であり，採取した遊離腓骨皮弁は左右で立体構造が異なる．採取側を考慮することにより欠損部に対して，適切な腓骨皮弁の固定が可能となる．

肩甲骨皮弁
—角枝を用いた遊離肩甲骨弁および広背筋皮弁の連合皮弁による再建—…………前田　拓　**64**

肩甲下動脈より分岐する栄養血管から採取可能な皮弁と骨弁について言及しつつ，角枝を用いた血管柄付き肩甲骨移植に関しての基本的な事項と臨床応用について述べた．

Wrap-around flap……………………………………………………松末武雄　**74**

根拠と再現性のある多数の工夫の積み重ねにより，機能面だけでなく整容面でも高いレベルの手指再建が可能となる．

遊離空腸移植術…………………………………………………………赤澤　聡ほか　**86**

遊離空腸移植術は頭頸部再建で最も多く経験する術式の1つである．各手順について当院で行っている方法について述べた．

大網………………………………………………………………………亀井　譲　**94**

遊離大網移植の応用編として，血管解剖の理解とその有用な利用法について述べた．

ライターズファイル………………………前付3
Key words index………………………前付2
PEPARS　バックナンバー一覧…………104〜105
PEPARS　次号予告………………………98
ピンボード…………………………………99

「PEPARS®」とは Perspective Essential Plastic Aesthetic Reconstructive Surgery の頭文字より構成される造語．

形成外科領域雑誌　ペパーズ

PEPARS

No.159
2020年増大号

外科系医師必読！
形成外科基本手技30
―外科系医師と専門医を目指す形成外科医師のために―

編集／大阪医科大学教授　上田晃一

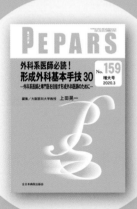

PEPARSのあの大ヒット特集が帰ってきました！
内容が**3倍**になって大幅ボリュームUP！
形成外科手技の**A to Z**を網羅した大充実の1冊です。

2020年3月発行　B5判　286頁
定価5,720円（本体5,200円＋税）

■目　次■

- 創縫合法
  ―きれいな縫合創を得るために―
- ケロイド・肥厚性瘢痕の保存的治療
  とステロイド局所注射
- ケロイド・肥厚性瘢痕に対する
  外科的治療と術後放射線治療
- 顔面の局所皮弁
- 顔面の遊離植皮術
- 顔面の悪性腫瘍の切除および再建術
- 熱傷の局所療法と植皮術
- 顔面骨骨折の骨固定法
- 頭蓋骨・顔面骨の骨延長術
- 自家骨移植の採取法と移植法
- 軟骨の採取法と移植術
- 人工骨を用いた頭蓋顔面の再建

- 組織拡張器を用いた皮膚再建術
- 難治性創傷に対する陰圧閉鎖療法
- 褥瘡の保存的治療と外科的治療
  ―チーム医療と近年の保存的治療の
  トピックを交えて―
- 重症下肢虚血における足部切断術
- 眼瞼手術の局所麻酔のコツ
- 顔面への脂肪注入法
- 顔面への真皮脂肪移植
- 植毛術
- 初心者のためのマイクロサージャリー
- 末梢神経縫合，自家神経移植，神経移
  行術，神経再生誘導術の基礎と現状
- リンパ管静脈吻合
- 前腕皮弁

- 肩甲皮弁・肩甲骨皮弁
- 広背筋皮弁
- 腹直筋皮弁・下腹壁動脈穿通枝皮弁
- 鼠径皮弁とSCIP皮弁
- 前外側大腿皮弁
- 腓骨弁・腓骨皮弁

さらに詳しい情報と
各論文のキーポイントは
こちら！

全日本病院出版会　〒113-0033　東京都文京区本郷 3-16-4　Tel：03-5689-5989
www.zenniti.com　　　　　　　　　　　　　　　　　Fax：03-5689-8030

PEPARS No.178：1-7, 2021

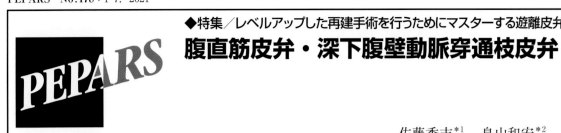

◆特集／レベルアップした再建手術を行うためにマスターする遊離皮弁

腹直筋皮弁・深下腹壁動脈穿通枝皮弁

佐藤秀吉*1　鳥山和宏*2

Key Words：腹直筋皮弁（rectus abdominis musculocutaneous flap），深下腹壁動脈穿通枝皮弁（deep inferior epigastric artery perforator flap），乳房再建（breast reconstruction），感覚神経再建（sensory recovery），皮弁内血管吻合（intraflap anastomosis）

Abstract　腹直筋皮弁は，比較的大きな容量で採取可能な筋皮弁である．血管茎の長さ，解剖学的な明瞭さなどの点で長じており，乳房再建や頭頸部再建のみならず，体幹部の再建においても頻用される．また，筋体を含まない挙上方法が，深下腹壁動脈穿通枝皮弁（deep Inferior epigastric artery perforator flap：DIEP flap）として広く行われるようになっている．

DIEP flap については主たる穿通枝1本で Zone Ⅱ，Ⅲまで栄養されるとする報告が多いが，脂肪壊死などの合併症を減ずるために3本前後含むことが望ましい．ただし，個々の症例で穿通枝の径も異なるため，術前 CT に基づいた計画が肝要である．

乳房再建において，肋間神経前皮枝も含めて皮弁を採取し，感覚神経再建を行うことで，一定の神経回復を得たとする報告が近年散見される．内胸動静脈に直交し，肋軟骨下裏面を走行する肋間神経と，皮弁の神経を縫合する．

はじめに

腹直筋皮弁は安定した血行，豊富な volume の脂肪織と筋組織，長い血管茎を有した筋皮弁であり，様々な場面で頻用される．画像技術の進歩に伴い，術前造影 CT 画像から，穿通枝の詳細な走行が把握できるようになったため，欠損に応じて筋体や脂肪織の量を自由に調節することが可能である．乳房再建の領域においては，筋体を採取しない DIEP flap による再建が広く行われるようになっている．

本稿においては，腹直筋皮弁として一般的な縦軸型腹直筋皮弁（vertical rectus abdominis musculocutaneous flap；VRAM flap）および，DIEP flap について，基本的な解剖や挙上方法，また肋間神経前皮枝合併採取による神経再建など，近年の知見も含めて述べる．

解　剖

腹直筋は前鞘と後鞘と呼ばれる腱膜に包まれており，左右の腹直筋は白線と呼ばれる腱膜で結合している．弓状線より頭側では，前鞘は外腹斜筋腱膜，内腹斜筋腱膜で構成され，後鞘は内腹斜筋腱膜および腹横筋腱膜で構成されている．弓状線より尾側においては，前鞘は外腹斜筋腱膜，内腹斜筋腱膜，腹横筋腱膜で構成され，後鞘は横筋筋膜のみで強固な組織は存在しない（図1）．

腹直筋皮弁は腹直筋とその表層に存在する脂肪織，皮膚を一塊とした筋皮弁である．筋体の裏面には頭側に上腹壁動脈，尾側に深下腹壁動脈が栄養血管として縦走しており，両血管は筋体内で分岐しながら交通している．

深下腹壁動脈は鼠径靭帯より頭側で外腸骨動脈より分岐し，腹壁に沿って頭内側へ上行する．外

*1 Hideyoshi SATO，〒467-8602　名古屋市瑞穂区瑞穂町字川澄1番地　名古屋市立大学形成外科，助教
*2 Kazuhiro TORIYAMA，同，教授

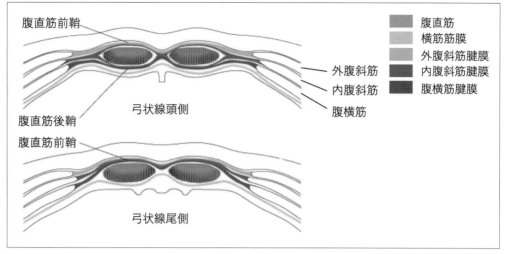

図 1. 弓状線尾側では後鞘は存在しない

腸骨動脈からの分岐部よりやや頭側で恥骨後面に向かう，比較的太い恥骨枝を分岐することがある[1]．深下腹壁動脈は腹直筋裏面を外側および内側の 2 枝（外側列・内側列）に分かれて頭側へ走行し，筋内で choked vessel を介して上腹壁動脈へ交通する．上腹壁動脈は内胸動脈から連続して尾側に向かう血管で，腹直筋停止部（第 5-7 肋骨，剣状突起）の尾側より腹直筋内に流入する．

穿通枝は，深下腹壁動静脈より分岐し，腹直筋前鞘を貫通し，脂肪織，皮膚を栄養する血管である．おおよそ内側列および外側列に沿って穿通枝は存在するが，穿通する位置，径，走行形態は個々の症例によって異なる．内側列穿通枝は中央線を超えて反対側まで血流支配し得るとされており[2～4]，DIEP flap の挙上において選択される傾向にある．

挙上方法：VRAM flap

① 頭頸部再建においては，血流豊富な筋体を含み，血行の安定した VRAM flap が選択されることが多い．
皮島のデザイン，脂肪織・筋体のボリュームなど，欠損の部位や大きさなどに応じて，術前の造影CT画像やカラードップラーエコー画像を元に詳細な術前計画を立てる．
② 皮膚および脂肪織を切開し，腹直筋前鞘を同定する．前鞘上を外側より穿通枝が確認できると

ころまで剝離する．続いて，内側から外側に向かって剝離を進めるが，白線上は結合織がやや密で剝離しにくく，剝離する層を見失って内側列の穿通枝を損傷しないよう注意する．
③ 外側列および内側列の穿通枝を含むように，腹直筋前鞘を頭尾側方向に切開し，腹直筋を同定する．術後の腹壁瘢痕ヘルニアの予防のために，穿通枝の位置を同定した上で，最低限の前鞘切除幅とすることが望ましい．
④ 前鞘切開部から内側および外側に剝離し，筋鞘より腹直筋を剝離する．前鞘と腱画は密に結合しており，腱画の頭尾側より前鞘との境界を確認しながら剝離を進める．後鞘と腹直筋は用手的に剝離可能である．腹直筋が全周性に授動されたら，筋体の必要量を決めて腹直筋頭側を切離する．採取する筋幅の量により，MS-0：全幅使用，MS-1：外側温存，MS-2：内外側温存 DIEP flap：全幅温存，と分けられ，欠損のボリュームや目的に応じて使い分ける．
⑤ 頭側を切離すると，腹直筋の裏面の確認が可能となり，深下腹壁動静脈の走行が確認できる．上前腸骨棘と恥骨結合を結ぶ中点のあたりで，腹直筋外側を尾側に走行する深下腹壁動静脈を，あらかじめ同定しておいてもよい．深下腹壁動静脈が腹直筋に流入する位置より尾側で筋体を切離して筋皮弁として挙上する．
⑥ 血管茎は必要な長さを確保して，動脈・静脈の

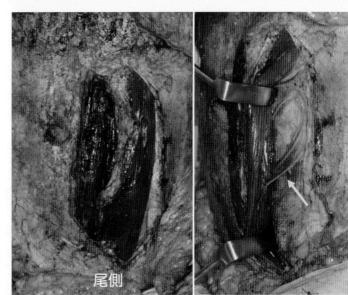

a | b

図 2.
a：DIEP flap 採取後，腹直筋体は温存されている．
b：筋鞘を貫いて外側より筋体へと走行する肋間神経は温存されている．

尾側

順に結紮・切離する．通常静脈は2本伴走する．
⑦ 切開した前鞘は，1あるいは0の barbed suture を用いて連続縫合で閉鎖する．前鞘の欠損幅が広いなど，緊張が強い場合には0のモノフィラメント吸収糸を用いて結節縫合で閉創する．弓状線より尾側は後鞘がなく，前鞘は腹横筋腱膜，内・外腹斜筋腱膜を含む多層構造となっているため，確実に全層で縫合閉鎖するように注意する．

挙上方法：DIEP flap

① 術前の造影 CT 画像，超音波検査などをもとに主たる穿通枝を3，4本マーキングしておく．いわゆる Hartrampf らの「Zone 分類」[5)6)] においては，Zone Ⅰ＞Zone Ⅲ＞Zone Ⅱ＞Zone Ⅳ の順に血流がよい[3)4)]とされる．Zone Ⅳ の皮下脂肪は通常栄養されず，切除する．主たる穿通枝1本で Zone Ⅰ および Zone Ⅱ，Ⅲが栄養されるとする報告が多いが，脂肪壊死などの合併症を回避するためには，3本前後含んで挙上することが望ましい[7)]．一般的には内側列の穿通枝を含む方が望ましいとされるが，相対する報告もあり一定の見解を得ていない[8)]．筆者らは内側列を主に採用しているが，術前の造影 CT 画像での穿通枝の走行をもとに，最終的に判断している．
② 皮膚切開ののち，浅腹壁静脈の走行する浅筋膜上で，頭側，尾側方向に剥離を進める．あまり浅い層での剥離を行うと，閉創後，採取部と周囲組織との凹凸が目立ち，整容性に劣る．閉創時の整容性に留意し，腹直筋前鞘にはなだらかに達するようにする．
③ 目的とする穿通枝まで，外側より前鞘上を剥離する．穿通枝が貫通する孔をつなげるように，前鞘切開を行い，腹直筋および穿通枝の走行を確認する．穿通枝外側の筋体を牽引しながら，深下腹壁動静脈からの分岐部まで剥離し，走行を確認する．筋体への分枝は適宜，焼灼もしくはクリッピングにて丁寧に処理する．この段階で穿通枝と内側の筋体とは剥離されていない．穿通枝の走行が概ね確認できたところで，反対側の前鞘上の剥離を行う．穿通枝の損傷，径が細い，本数が少ないなどにより血行障害を疑う場合は，反対側の穿通枝皮弁に切り替える．
④ 穿通枝の内側を筋体より剥離する．深下腹壁動静脈からの分岐部まで完全に剥離できると，あとは必要な血管長を尾側に剥離を進めて，切離する．
⑤ 外側より腹直筋裏面へと流入する肋間神経は運動枝を含む複合神経であり，術後機能の面から可及的に温存する．筋鞘の外側より内尾側に走行する第10-12肋間神経が血管茎と交差するため，温存のためには丁寧な剥離操作が必要とされる（図2）．

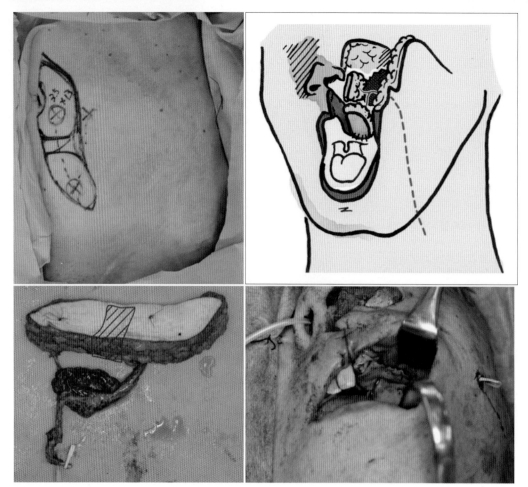

図 3.

a ：穿通枝 2 本を含む VRAM flap を挙上
b ：斜線部を切除・分割して 2 皮島とした.
c ：尾側の皮島を口蓋部に，頭側の皮島を鼻腔内側に縫着した．青点線，実線は皮弁血管茎を示す.
d ：吊り上げ，縫着が完了した皮島

$\dfrac{a\,|\,c}{b\,|\,d}$

症 例

1．上顎癌での再建

症例 1：76 歳 女性

左上顎歯肉癌の診断にて，左上顎全摘，左頸部郭清が施行された．欠損は，左口蓋，左鼻腔粘膜，上顎骨で，眼窩底は温存された．再建は遊離腹直筋皮弁にて行った．口蓋および鼻腔粘膜を 2 皮島で再建するようにデザインし，2 本の穿通枝を含む MS-1 VRAM flap を挙上した(図 3)．

尾側にデザインした皮島を口蓋に縫着し，2 分したもう一方の皮島を，鼻腔側へ縫着した．脂肪織と筋体を上顎骨切除後のスペースに充填し，残存頬骨に骨孔をあけ，2-0 ナイロン糸にて口蓋皮島を吊り上げた．深下腹壁動静脈を，顔面動脈へ端々，内頸静脈へ端側で吻合した．頬部深部および鼻根部にペンローズドレーンを留置して閉創した．

ステップアップした挙上法

1．感覚神経再建

乳房再建における神経再建の報告は，Yano らや Blondeel らにより 1990 年台後半より報告された[9)10)]．触覚の回復や満足度に寄与すると肯定的な報告は多い[11)12)]．

腹直筋皮弁挙上時に，臍より尾側で，穿通枝とともに前鞘を貫く，肋間神経前皮枝が同定でき

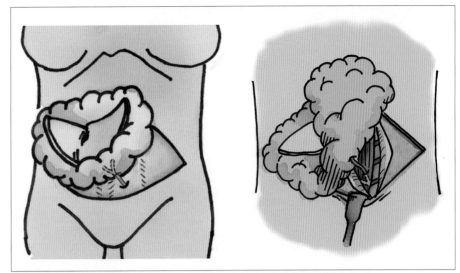

図 4.
肋間神経は外側より筋鞘内に入り，内下方に走行する．筋体内に前皮枝を出し，穿通枝とともに前鞘を貫通して脂肪織内に流入する．

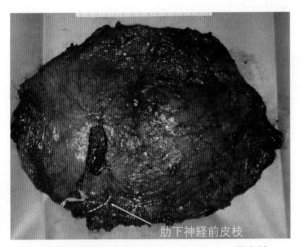

図 5. 肋下神経を皮弁とともに挙上した．黄点線：肋下神経前皮枝

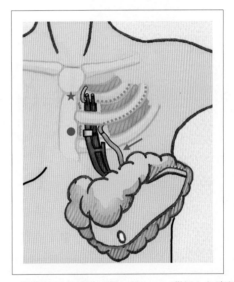

図 6. 肋間神経は肋骨下縁に沿って，背側より腹側に向けて走行し，内胸動静脈に直交した後，前皮枝として皮膚側に向かう．
矢印：皮弁に付着させた神経，点線：肋間神経走行
★：内胸動静脈の肋間穿通枝に伴走して前皮枝が同定できることが多い．
●：神経縫合部．肋間から血管茎の preparation を行った方が神経を同定しやすい．背側に向かう肋間神経断端に縫合する．

る[13]．穿通枝の剥離操作と同様に，筋体内へと剥離を進めると，外側より腹直筋鞘を貫いて内下方へ走行する第 11 肋間神経もしくは第 12 肋間神経(肋下神経)へ，腹直筋裏面で集束する(図 4, 5)．

第 10-12 肋間神経前皮枝を腹直筋内まで trace せず，前鞘レベルで切り離し，4 cm 長の人工神経を介して神経再建する報告もある[14]．

Recipient は第 3 肋間に内胸動静脈を同定し，内胸動静脈に直交し，肋軟骨下方裏面に沿って走行する肋間神経を同定する．肋軟骨膜の外側に神経は走行するため，肋間からアプローチした方が神経の同定は行いやすい(図 6)．あるいは第 1-3 肋間に立ち上がる内胸動静脈の穿通枝に肋間神経前皮枝を伴走することがあり，recipient として利用

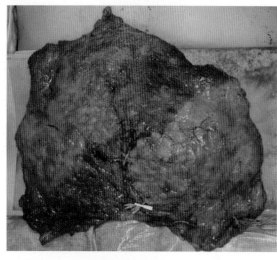

図 7.
片側の主穿通枝が細く，血行
に不安があったため，皮弁内
血管吻合を追加した.

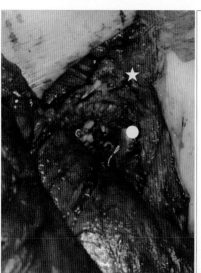

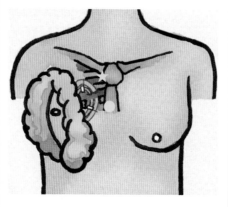

a	b
c	d

★：第2肋間穿通枝
●：内胸動静脈

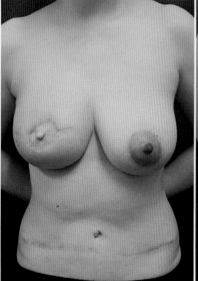

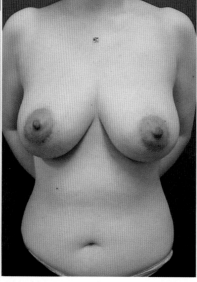

図 8.
腹部と乳房のvolumeから，皮弁全領域
の利用が望ましいと考えられたため，2
つの移植床血管による移植を予定した.
　a：左右の深下腹壁動静脈を第2肋
　　　間穿通枝および左内胸動静脈にそ
　　　れぞれ吻合した.
　b：シェーマ
　c：術前
　d：術後(乳頭作成後)

し得る.

2．皮弁内血管吻合

乳房再建において，皮弁ボリュームを確保したい場合に，両側の穿通枝を挙上して，対側の深下腹壁動静脈（もしくは穿通枝）を主たる血管茎遠位端，あるいは恥骨枝に吻合する．移植床との血管吻合は1箇所であり，皮弁配置などの制限が少ない（図7）.

3．2系統での吻合

2つの移植床血管に吻合し，血流を確保する方法．皮弁の配置や血管茎の走行などに注意を払う必要がある．絶対的な血流量が増加し，皮弁の血行領域は拡大すると考えられる.

乳房再建においては，内胸動静脈に加え，胸背動静脈やその分枝，内胸動静脈の反対側断端，内胸動静脈穿通枝が用いられる．両側深下腹壁動静脈の走行を考慮すると，2つの移植床血管が近接していることが望ましい（図8）.

参考文献

1) 溝渕貴俊ほか：DIEP flap における深下腹壁動脈恥骨枝の有用性. Oncoplastic Breast Surgery. **4**(3)：74-78, 2019.

2) Rozen, W. M., et al.：The perforator angiosome：a new concept in the design of deep inferior epigastric artery perforator flaps for breast reconstruction. Microsurgery. **30**：1-7, 2010.
Summary 内側列および外側列の支配領域について述べた論文. 臨床と解剖検体で内側列による Zone Ⅱ と Zone Ⅲ の血行支配が異なるとしている.

3) Wong, C., et al.：Perforasomes of the DIEP flap：vascular anatomy of the lateral versus medial row perforators and clinical implications. Plast Reconstr Surg. **125**(3)：772-782, 2010.
Summary 内側列および外側列の支配領域についての cadaver study. 内側列の優位性を述べている.

4) Lee, K. T., et al.：Perfusion of the diep flaps：A systematic review with meta-analysis. Microsurgery. **38**(1)：98-108, 2018.

5) Hartrampf, C. R., et al.：Breast reconstruction with a transverse abdominal island flap. Plast Reconstr Surg. **69**(2)：216-225, 1982.

6) Dinner, M. I., et al.：Refinements in the use of the transverse abdominal island flap for postmastectomy reconstruction. Ann Plast Surg. **11**(5)：362-372, 1983.

7) Grover, R., et al.：The impact of perforator number on deep inferior epigastric perforator flap breast reconstruction. Arch Plast Surg. **41**(1)：63-70, 2014.

8) Kamali, P., et al.：Medial row perforators are associated with higher rates of fat necrosis in bilateral DIEP flap breast reconstruction. Plast Reconstr Surg. **140**(1)：19-24, 2017.
Summary 片側の DIEP flap において，外側列での挙上が脂肪壊死の合併症を有意に減少させた，としている.

9) Yano, K., et al.：Breast reconstruction by means of innervated rectus abdominis myocutaneous flap. Plast Reconstr Surg. **102**(5)：1452-1460, 1998.

10) Blondeel, P. N., et al.：Sensory nerve repair in perforator flaps for autologous breast reconstruction：sensational or senseless?. Br J Plast Surg. **52**(1)：37-44, 1999.

11) Cornelissen, A. J. M., et al.：Sensation of the autologous reconstructed breast improves quality of life：a pilot study. Breast Cancer Res Treat. **167**(3)：687-695, 2018.

12) Beugels, J., et al.：Sensory recovery of the breast following innervated and noninnervated DIEP flap breast reconstruction. Plast Reconstr Surg. **144**(2)：178e-188e, 2019.
Summary DIEP flap において神経再建により感覚神経の回復を認めたと報告している.

13) Mori, H., et al.：Anatomical study of innervated transverse rectus abdominis musculocutaneous and deep inferior epigastric perforator flaps. Surg Radiol Anat. **29**(2)：149-154, 2007.

14) Spiegel, A. J., et al.：Breast reinnervation：DIEP neurotization using the third anterior intercostal nerve. Plast Reconstr Surg. Global Open. **1**(8)：e72, 2013.
Summary DIEP flap による乳房再建における，神経縫合の方法をビデオ付きで詳述している.

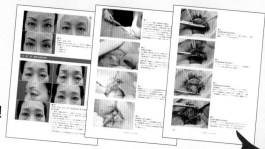

PEPARS No.178：9-16, 2021

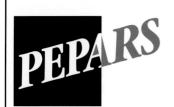

◆特集／レベルアップした再建手術を行うためにマスターする遊離皮弁

広背筋皮弁
—血行形態と安全な挙上法—

右田　尚[*1]　渡部功一[*2]　力丸英明[*3]　清川兼輔[*4]

Key Words：広背筋皮弁(latissimus dorsi musculocutaneous flap)，胸背動脈(thoracodorsaris artery)，解剖学的血行領域(anatomical vascular territory)，再建(reconstruction)

Abstract　　広背筋皮弁は，血行の安定した幅広い筋体と皮島が採取可能であり，ドナーの犠牲が少なく，さらに皮弁のバリエーションも豊富なため，非常に有用な再建手段の1つとして頻用されている．しかし，胸背動静脈を栄養血管とした場合，末梢の筋体の血行が不安定であるなど血行形態に不明な点があった．そこで我々は広背筋および背部皮膚の微小血管造影を行って，広背筋皮弁の3次元的血行形態を解明した．広背筋には，3つの解剖学的血行領域が存在する．そのため胸背動脈を茎として挙上した場合，広背筋を安全に挙上できる範囲は第12肋骨下縁までである．一方，皮島は2つの解剖学的血行領域が存在し，第9肋間動脈穿通枝もしくは広背筋外側部にある第10肋間動脈穿通枝によって栄養される領域が第1の血行領域となる．したがって，これらの穿通枝を皮島に含めることで第2の血行領域となる腸骨稜までの範囲の皮島を安全に採取することが可能となる．

はじめに

広背筋皮弁は，1906年Tansini[1]によって初めて報告され，1912年にd'Este[2]により広背筋皮弁による胸壁再建が報告された．その後，有茎皮弁や遊離皮弁として数多く報告され[3)~6)]，現在再建外科において最も頻用される筋皮弁の1つである．広背筋皮弁の利点は，血行の安定した幅広い筋体と皮島が採取可能であること，肩甲皮弁や前鋸筋弁と肩甲骨を連合皮弁として挙上が可能であること，肋骨を付着させた肋骨付き広背筋皮弁として挙上が可能であること，ドナーの犠牲が少ないことなどである．また，胸背動脈穿通枝皮弁[7)8)]としても挙上可能である．さらにその用途は，頭頸部再建や顔面神経の動的再建，乳房再建，四肢再建，頭蓋感染や縦隔洞炎等の重度感染創の治療などと適応範囲が非常に広い皮弁でもある．よって，再建外科医はその血行形態を熟知し，安全な挙上法を習得する必要がある．

ところで，我々は，頭頸部の再建において有茎広背筋皮弁を腸骨稜付近まで採取した際，末梢側の筋体が血行不良となることを経験していた．そこで，新鮮屍体を用いた微小血管造影を行い，広背筋皮弁の三次元的血行形態を明らかにした[9)]．

本稿では我々が解明した広背筋皮弁の血行形態について解説するとともに，広背筋皮弁の挙上法，またその臨床応用について述べる．

[*1] Hisashi MIGITA，〒830-0011　久留米市旭町67　久留米大学医学部形成外科・顎顔面外科学講座，講師
[*2] Koichi WATANABE，同大学医学部解剖学肉眼解剖学部門，主任教授
[*3] Hideaki RIKIMARU，同大学医学部形成外科・顎顔面外科学講座，教授
[*4] Kensuke KIYOKAWA，同大学医学部形成外科・顎顔面外科学講座，主任教授

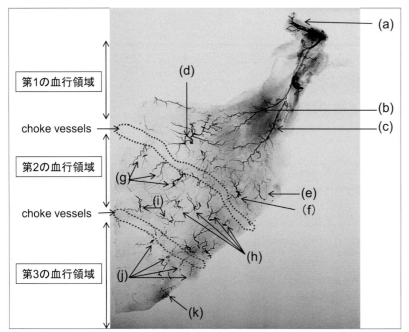

図 1.
右広背筋の血管造影所見
広背筋には 3 つの解剖学的血行領域が
存在し，それぞれの間には choke ves-
sels が存在する．
　a：腋窩動脈
　b：胸背動脈水平枝
　c：胸背動脈下行枝
　d：広背筋内側部の第 9 肋間動脈穿
　　　通枝
　e：広背筋外側部の第 9 肋間動脈穿
　　　通枝
　f：広背筋外側部の第 10 肋間動脈
　　　穿通枝
　g：第 10 肋間動脈穿通枝
　h：第 11 肋間動脈穿通枝
　i：肋下動脈穿通枝
　j：第 1 腰動脈穿通枝
　k：第 2 腰動脈穿通枝
（文献 9 より引用）

解剖および広背筋皮弁の血行形態

1．広背筋の解剖

　広背筋の起始は肩甲骨，第 7〜12 胸椎，第 9〜12 肋骨，第 1〜5 腰椎，仙骨棘突起，腸骨稜後半部から腱膜（腰背筋膜）であり，停止は上腕骨小結節である．上腕の伸展，内転，内旋を担う．

2．広背筋の血行形態

　広背筋の微小血管造影では，腋窩動脈から分岐した肩甲下動脈は，肩甲回旋動脈を分枝した後，胸背動脈となり，広背筋の筋体内に入った直後に 2 本に分岐する．1 本は広背筋の上縁と平行に走行する水平枝であり，広背筋の内側に存在する第 9 肋間動脈穿通枝と直接吻合（true anastomosis）している．もう 1 本は広背筋の外側縁と平行に走行する下行枝で，広背筋の外側に存在する第 9 および第 10 肋間動脈穿通枝と直接吻合している．

　すなわち，胸背動脈を栄養血管とした際，第 1 の血行領域は胸背動脈（水平枝，下行枝）と第 9 肋間動脈穿通枝および広背筋外側部に存在する第 10 肋間穿通枝が直接吻合して血管網を形成する領域である．第 2 の血行領域は，広背筋内側に存在する第 10 肋間動脈穿通枝と第 11 肋間動脈穿通枝および肋下動脈穿通枝が筋体内で直接吻合して血管網を形成する領域である．第 3 の血行領域は，

第 1，第 2 腰動脈穿通枝（腹部大動脈より分岐）が分枝し，血管網が疎となる領域である．以上の第 1 と第 2 および第 2 と第 3 の血行領域の間に choke vessels を認め，広背筋は 3 つの解剖学的血行領域に分けられる（図 1）．したがって，胸背動脈を栄養血管として挙上した際，第 3 の血行領域となる第 12 肋骨下縁より尾側の広背筋筋体の血行は極めて不安定となる．

3．背部皮膚の血行形態

　微小血管造影では，広背筋上の背部皮膚に 2 つの解剖学的血行領域を認めた．胸背動脈を栄養血管とした場合，第 1 の血行領域は，胸背動脈の皮膚穿通枝と第 9，第 10，第 11 肋間動脈皮膚穿通枝が直接吻合して血管網を形成する領域である．第 2 の血行領域は，肋下動脈皮膚穿通枝と第 1，第 2 腰動脈皮膚穿通枝（腹部大動脈の分枝）が直接吻合して血管網を形成する領域である．広背筋が存在しない腸骨稜より尾側の皮膚では，第 3 腰動脈皮膚穿通枝と殿部からの皮膚穿通枝が直接吻合して血管網を形成し，第 2 の血行領域とは全く別の解剖学的血行領域を形成している（図 2）．

4．胸背動脈を栄養血管とした広背筋皮弁の 3 次元的血行形態

　胸背動脈から広背筋の第 1 の血行領域に流入した血流は，主として第 9 肋間動脈穿通枝および広

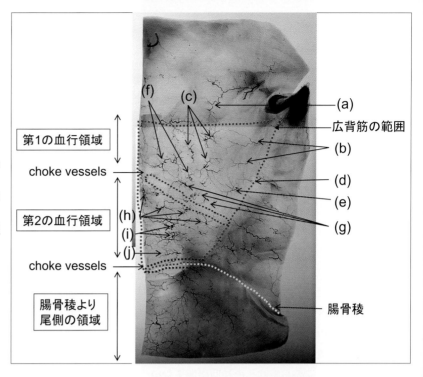

図 2.
右背部皮膚の血管造影所見
　a：肩甲回旋動脈
　b：胸背動脈皮膚穿通枝
　c：広背筋内側部の第 9 肋間動脈穿
　　　通枝
　d：広背筋外側部の第 9 肋間動脈穿
　　　通枝
　e：広背筋外側部の第 10 肋間動脈
　　　穿通枝
　f：第 10 肋間動脈穿通枝
　g：第 11 肋間動脈穿通枝
　h：肋下動脈穿通枝
　i：第 1 腰動脈穿通枝
　j：第 2 腰動脈穿通枝
（文献 9 より引用）

第1の血行領域

choke vessels

第2の血行領域

choke vessels

腸骨稜より
尾側の領域

(f)　(c)　　　　　　(a)
広背筋の範囲
(b)
(d)
(e)
(h)　　　　　　　(g)
(i)
(j)
腸骨稜

図 3.
広背筋皮弁の三次元的血行形
態
（広背筋皮弁としての三次元
的 angiosome のシェーマ）
（文献 9 より引用）

広背筋皮弁としての
第1の血行領域
第9および第10肋間動脈穿通枝
Choke vessels
第2の血行領域
皮膚皮下組織
筋体
胸背動脈
Th9　Th10　Th11　Th12　L1　L2　腸骨稜
Choke vessels　Choke vessels
第3の血行領域

背筋外側にある第 10 肋間動脈穿通枝を介して皮
膚の第 1 の血行領域に直接流入し，広背筋皮弁と
して第 1 の血行領域を形成している（図 3）．広背
筋皮弁としての第 2 の血行領域は，第 1 の血行領
域の末端から第 12 肋骨下縁までの筋体と腸骨稜
までの皮膚であり，それらには第 1 の血行領域の
血流が筋体内と皮膚にそれぞれ存在する choke
vessels を介して流入している（図 3）．よって，皮
島の第 2 の血行領域，特に末端である腸骨稜上の
皮膚までその血流を確実に到達させるためには，
第 1 の血行領域である第 9 肋間動脈穿通枝および
広背筋外側に存在する第 10 肋間動脈穿通枝を皮
島内に必ず含めるようにし，筋体の第 1 の血行領

域から皮膚の第 1 の血行領域に至る血流の連絡路
を確保することが極めて重要である．この第 1 の
血行領域に十分な血流が流入した結果，その血流
は choke vessels を越え第 2 の血行領域の末端に
まで至ることができる．
　すなわち，広背筋皮弁を安全に挙上するための
皮島のデザインは，第 9 肋間動脈穿通枝および広
背筋の外側部に存在する第 10 肋間動脈穿通枝を
皮島内に必ず含めることであり，尾側は腸骨稜を
越えない範囲とする．そして，広背筋の第 12 肋骨
下縁より尾側は第 3 の血行領域となるため，採取
する筋体の範囲を第 12 肋骨下縁までに留めるよ
うにする（図 3）．

皮弁の挙上法

1．筋皮弁のデザイン

体位は側臥位または半側臥位(肩関節水平外転位，肘関節90°屈曲位)とする．術前に予めドップラーで第9，10肋間動脈穿通枝を確認し，皮島にこれらの穿通枝を必ず含める．皮島のデザインは，再建部位の欠損の形状よりやや大きめとする．また，筋体は第12肋骨下までの範囲が安全に挙上可能である．皮島採取部の縫縮可能な大きさは，幅約8〜10 cm程度であり，それ以上の大きさの皮島の場合は，植皮が必要となる．

2．筋皮弁の挙上

皮島の上端から腋窩への補助切開を行い，広背筋外側縁から広背筋裏面の胸背動脈を確認する．次に，皮島の全周を切開し，背部皮膚を広背筋膜下で剥離し広背筋採取予定範囲を明視下におく．なお，腸骨稜周囲の筋体は薄く，膜状となっている．

次に広背筋の裏面の剥離を行う．その際，肋間動脈からの穿通枝が胸壁から立ち上がっているため，筋体内の穿通枝を損傷しないように胸壁側で結紮切離する．必要な範囲の筋体を尾側より切離し，広背筋皮弁を末梢側より挙上していく．肩甲骨近傍では，僧帽筋を温存し，肩甲骨下縁で切離する．

3．血管茎の処理

広背筋皮弁の血管柄は，必要な長さによって肩甲回旋動脈を温存するかを判断する．長さが必要な場合，肩甲回旋動脈を結紮切離し，肩甲下動脈が腋窩動脈から分岐する所まで露出させる．胸背神経も同様に結紮切離し，広背筋皮弁を挙上する．また，胸背動脈前鋸筋枝は，前鋸筋を含めない場合は結紮切離する．

4．恵皮部の創閉鎖および術後管理

広背筋皮弁採取部は，陰圧ドレーンを留置して，縫合閉鎖する．術後の漿液腫の予防のために，キルティング縫合によって固定したり組織接着剤を使用した報告もみられる[10)11)]．術後は，血腫や漿液腫の予防のために，胸帯による圧迫固定を行う．また，圧迫と並行して患側の肩関節の挙上制限を3週間程度行う．

症　例

症例1：75歳，男性．左膝関節部骨外性骨肉腫

左膝関節部骨外性骨肉腫に対し，膝蓋骨の表層部を含めた腫瘍切除が施行され，広範囲の皮膚軟部組織欠損と膝蓋骨骨髄の露出を認めた．これに対して，広背筋皮弁と前鋸筋弁との連合皮弁による再建手術を施行した．

膝蓋骨前面と膝関節周囲の欠損部の大きさに合わせて，広背筋皮弁と前鋸筋の連合皮弁を挙上した．血管吻合は，胸背動静脈を膝内側の膝上動脈および大伏在静脈にそれぞれ端々吻合した．膝蓋骨前面の段差の部分に前鋸筋弁を充填することで膝関節を補強し，その上を広背筋皮弁で被覆した．筋弁の露出部には網状分層植皮術を行った．皮弁は全生着した．術後経過は良好で，歩行および座位はともに問題ない(図4)．

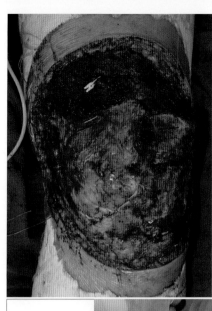

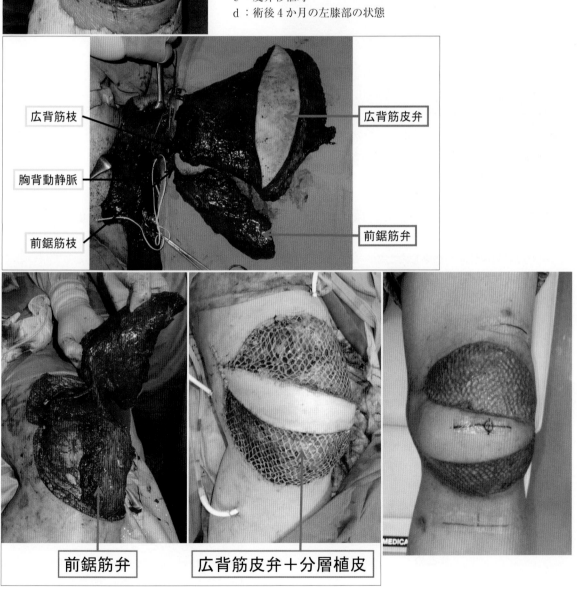

図 4.
症例 1：75 歳，男性．左膝外性骨肉腫
　a：手術時所見．広範囲の組織欠損と膝蓋骨の
　　　露出を認める．
　b：広背筋皮弁・前鋸筋連合皮弁
　c：皮弁移植時
　d：術後 4 か月の左膝部の状態

広背筋枝

胸背動静脈

前鋸筋枝

広背筋皮弁

前鋸筋弁

前鋸筋弁

広背筋皮弁＋分層植皮

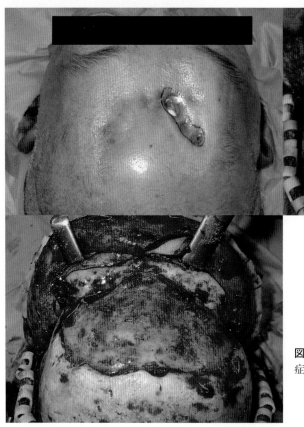

図 5-a.
症例2：46歳，女性．前頭部皮膚潰瘍人工骨感染
　a：手術時所見．前頭部の皮膚潰瘍を含めて，人工
　　骨をデブリードマンした．

症例2：46歳，女性，前頭部皮膚潰瘍，人工骨感染

髄膜腫切除後骨弁が感染したため，骨弁除去後に人工骨移植を行った．その後前頭部に皮膚潰瘍が出現し，人工骨が感染したため，潰瘍部も含めて人工骨を切除し，デブリードマンを行った．第9，10および第12肋間動脈穿通枝を含めて長さ27×5 cm大の皮島の広背筋皮弁を採取し，胸背動静脈と左浅側頭動静脈をそれぞれ端々吻合した．前頭部の人工骨を除去した欠損部を広背筋皮弁で被覆したが，皮島のボリュームが収まらなかったため，広背筋弁のみとし皮膚欠損に分層植皮を行った．筋弁は全生着し感染は制御された．その後広背筋下に人工骨を移植し，再度硬性再建を行った．術後経過は良好で感染の再発も認めていない（図5）．

まとめ

広背筋皮弁の3次元的血行形態について解説するとともに，広背筋皮弁の挙上法について解説した．3次元的血行形態に基づいて広背筋皮弁を挙上することで，皮島や筋体が血行不良となる危険性が減少し，さらに安全な筋皮弁として用いることが可能となった．

参考文献

1) Tansini, I.：Sopra il mio nuovo processo di amputazione della mammella. Gazz Med Ital. **57**：141, 1906.
2) d'Este, S.：La technique de l'amputation la mammele pour cacinone mammaire. Rev Chir（Paris）. **45**：164, 1912.
3) Maxwell, G. P.：Iginio Tansini and the origin of the latissimus dorsi musculocutaneous flap. Plast Reconstr Surg. **65**：686-692, 1980.
4) McCraw, J. B., et al.：Repair of major defects of the chest wall and spine with the latissimus dorsi myocutaneous flap. Plast Reconstr Surg. **62**：197-206, 1978.
5) Baudet, J., et al.：Successful clinical transfer of two free thoraco-dorsal axillary flaps. Plast Reconstr Surg. **58**：680-688, 1976.

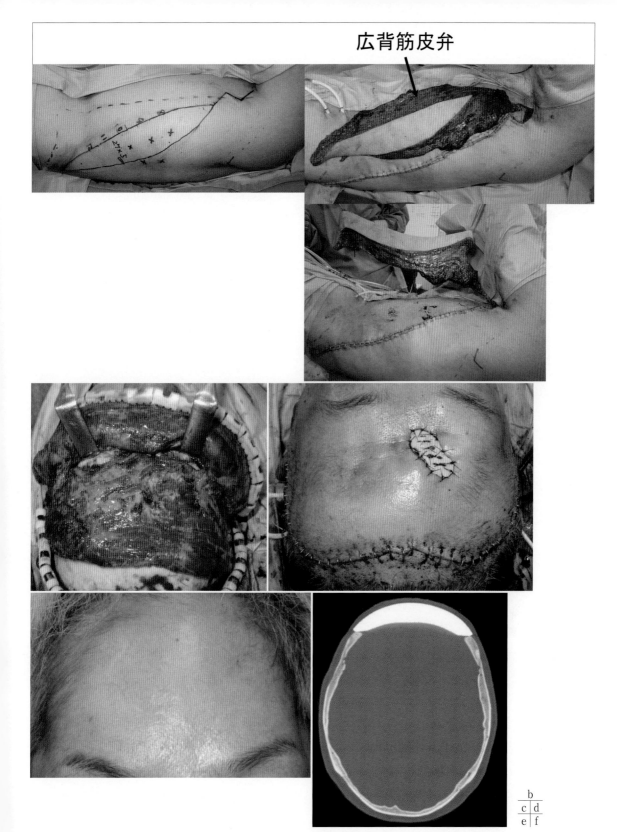

広背筋皮弁

図 5-b〜f. 症例 2：46 歳，女性．前頭部皮膚潰瘍人工骨感染
　　　b：左広背筋皮弁の挙上
　　　c：前頭部の骨欠損部を広背筋弁にて被覆
　　　d：皮膚欠損部筋体上に分層植皮を施行
　　　e：前頭部所見．人工骨移植後 9 か月後
　　　f：頭部 CT．人工骨移植後 9 か月後

6) Harii, K., et al. : A free transfer of both latissimus dorsi and serratus anterior flaps with thoracodorsal vessel anastomoses. Plast Reconstr Surg. **70** : 620–629, 1982.

7) Angrigiani, C., et al. : Latissimus dorsi musculocutaneous flap without muscle. Plast Reconstr Surg. **96** : 1608–1614, 1995.

8) Spinelli, H. M., et al. : The latissimus dorsi perforator-based fasciocutaneous flap. Ann Plast Surg. **37** : 500–506, 1996.

9) Watanabe, K., et al. : Anatomical study of latissimus dorsi musculocutaneous flap vascular distribution. J Plast Reconstr Aesthet Surg. **63** : 1091–1098, 2010.

10) Lee, K. T., Mun, G. H. : Fibrin sealants and quilting suture for prevention of seroma formation following latissimus dorsi muscle harvest : a systematic review and meta-analysis. Aesthetic Plast Surg. **39** : 399–409, 2015.

11) Hart, A. M., et al. : A prospective randomized trial of the efficacy of fibrin glue, triamcinolone acetonide, and quilting sutures in seroma prevention after latissmus dorsi brest reconstruction. Plast Reconstr Surg. **139** : 854e–863e, 2017.

グラフィック リンパ浮腫診断

—医療・看護の現場で役立つケーススタディ—

好評

著者　前川二郎（横浜市立大学形成外科　主任教授）

> リンパ浮腫治療の第一人者、前川二郎の長年の経験から、厳選された 41 症例の診断・治療の過程を SPECT–CT リンパシンチグラフィをはじめとする豊富な写真で辿りました。併せて患者さんの職業や既往など、診断や治療において気を付けなければならないポイントを掲載！
> 是非お手に取りください！

2019 年 4 月発売　オールカラー　B5 判　144 頁　定価 7,480 円（本体 6,800 円＋税）

主な目次

Ⅰ　リンパ浮腫の診断
Ⅱ　リンパ浮腫の治療
Ⅲ　リンパ浮腫のケーススタディ

下肢、下腹部、陰部

続発性／婦人科がん（軽症例/中等症例/重症例/抗菌薬の長期投与例など 11 例）
続発性／直腸がん（1 例）
続発性／前立腺がん（1 例）
続発性／皮膚悪性腫瘍（象皮例など 2 例）
原発性／先天性（2 例）
原発性／早発性（2 例）
原発性／遅発性（中等症 4 例）

上 肢

続発性／乳がん（中等症例/重症例/神経障害例/抗がん剤影響例など 5 例）
原発性／先天性（1 例）
原発性／早発性（1 例）
原発性／遅発性（中等症/アトピー性皮膚炎合併例など 2 例）

その他の浮腫・リンパ浮腫

続発性／特殊部位（上眼瞼）
混合型脈管形態異常（クリッペル・トレノニー・ウェーバー症候群など）
脂肪吸引経験例
トンプソン手術例
内分泌疾患による浮腫（バセドウ病）
静脈性浮腫
脂肪浮腫

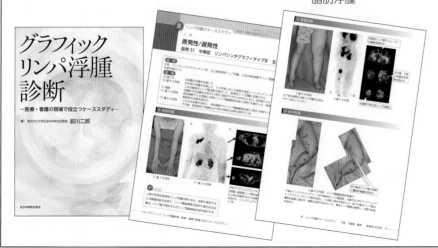

更に詳しい
目次はこちら！

全日本病院出版会　〒113-0033 東京都文京区本郷 3-16-4　Tel：03-5689-5989
www.zenniti.com　Fax：03-5689-8030

PEPARS No.178：18-24, 2021

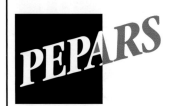

◆特集／レベルアップした再建手術を行うためにマスターする遊離皮弁

前外側大腿皮弁

平山晴之*1　石田勝大*2

Key Words：前外側大腿皮弁（anterolateral thigh flap），外側大腿回旋動脈（lateral circumflex femoral artery），遊離皮弁移植（free flap transfer），マイクロサージャリー（microsurgery），再建外科（reconstructive surgery）

Abstract　前外側大腿皮弁は 1984 年に初めて報告された．薄くしなやかな皮弁であり，長い血管茎を確保できる上，機能面および整容面で皮弁採取部の犠牲が少ない．また，血管茎に運動神経が伴走していることに加え，外側大腿皮神経の採取も可能であり神経再建が必要な症例でも用いることができる．それ故，現在でも頭頸部再建，四肢再建，腹壁再建などで頻繁に使用される非常に有用な皮弁である．
　前外側大腿皮弁の外側大腿回旋動脈下行枝から分岐する皮膚穿通枝が前外側大腿皮弁の栄養血管である．前外側大腿皮弁は血管走行が多様であり，皮弁挙上には臨機応変に対応する必要があり，術者の経験が求められる．安全に皮弁を挙上するには，術前に皮膚穿通枝をマーキングすることが重要である．
　本稿では，前外側大腿皮弁の解剖，当施設における術前準備，手術方法，最近の知見，実経験例について述べる．

はじめに

　前外側大腿皮弁は 1984 年に Song ら[1]により初めて報告され，現在でも頭頸部再建，四肢再建，腹壁再建など多くの再建手術に用いられている．薄くしなやかな皮弁であり，長い血管柄を確保することができる．当施設において術後歩行機能障害を生じた経験はなく，皮弁採取部の犠牲は比較的少ない．さらに，衣服に隠れる部位であるため整容的にも患者満足度は高い．

　外側大腿回旋動静脈下行枝に運動神経が伴走していることに加え，同一術野で感覚神経である外側大腿皮神経の採取も容易であるため，神経再建が必要な症例においても有用である．一方で血管走行が多様であるため臨機応変に対応する必要が

あり，皮弁挙上にはある程度の経験を要する．また，適した皮膚穿通枝が見つからない場合も稀にあり，大腿筋膜張筋皮弁や前内側大腿皮弁への変更を余儀なくされることもある．

　血管走行に解剖学的変異が多いことを踏まえても余りある非常に有用な皮弁であり，再建外科医は必ず精通しておく必要がある．

解　剖

　外側大腿回旋動脈は大腿深動脈から分枝する．外側大腿回旋動脈下行枝から分枝する皮膚穿通枝が前外側大腿皮弁の栄養血管である．外側大腿回旋動脈下行枝の欠損を約 10％に認め[2]，その場合外側広筋の筋枝が発達し下行枝を代行している[3]．下行枝には通常 2 本の伴走静脈が存在するが，稀に 1 本の場合もある．

　皮膚穿通枝は複数存在し，外側大腿回旋動脈系の全ての分枝から分岐し得る[2]．下行枝から皮膚穿通枝が分岐するものは約 60％に認め，下行枝の欠損例や皮膚穿通枝が下行枝に合流せず外側広筋

*1 Haruyuki HIRAYAMA，〒105-8461　東京都港区西新橋 3-25-8　東京慈恵会医科大学形成外科学講座，助教
*2 Katsuhiro ISHIDA，同，准教授

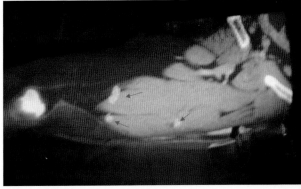
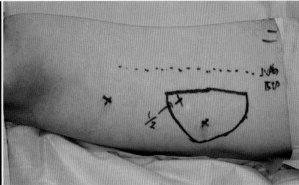
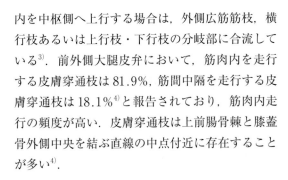
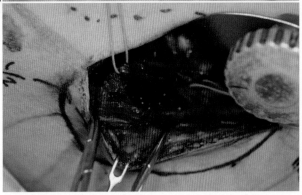

a|b
c

図 1.
Projection-based augmented reality system を
用いた皮膚穿通枝評価
　　a：術前．小型ポータブルレーザープロジェク
　　　　ターを用いて大腿部に投影した．矢印部分が
　　　　皮膚穿通枝の位置
　　b：皮弁デザイン．マッピング後，皮膚穿通枝
　　　　位置に従って皮弁をデザインする．皮島のみ
　　　　の切開で皮弁挙上が可能
　　c：術中所見．マーキングに一致した皮膚穿通
　　　　枝を認める．

内を中枢側へ上行する場合は，外側広筋筋枝，横
行枝あるいは上行枝・下行枝の分岐部に合流して
いる[3]．前外側大腿皮弁において，筋肉内を走行
する皮膚穿通枝は 81.9%，筋間中隔を走行する皮
膚穿通枝は 18.1%[4] と報告されており，筋肉内走
行の頻度が高い．皮膚穿通枝は上前腸骨棘と膝蓋
骨外側中央を結ぶ直線の中点付近に存在すること
が多い[4]．

術前準備

　術前に皮膚穿通枝を同定しマーキングすること
は，安全に皮弁挙上を行う上で有効である．前外
側大腿皮弁の皮膚穿通枝を検索する方法は，カ
ラードップラーが有用であったという報告は多数
ある[5]〜[8]．
　当施設では，超音波画像診断装置は SONIM-
AGE HS1[R]，プローブはリニアプローブ L18-4[R] を
使用している（コニカミノルタ社，日本）．術前に
患者を仰臥位にして，カラードップラーモードで
太い皮膚穿通枝が筋膜を貫く点をマーキングして
おく．さらに，我々はプロジェクションマッピン
グ（Projection-based augmented reality system）
を用いて皮膚穿通枝の術前評価を行っている[9]．

CTA（computed tomography angiography）の
slice 幅 0.5〜2.0 mm の thin slice 画像を DICOM
データにして，OsiriX[R]（Pixmeo 社，スイス）を使
用して 3D 画像構築を行う．その画像を，小型
ポータブルレーザープロジェクターである Smart
Beam Laser[R]（SK TELECOM 社，韓国）を用いて
大腿部に投影する（図 1-a）．膝蓋骨，上前腸骨棘，
恥骨結合を指標にして位置を合わせて皮膚穿通枝
をマーキングする．本法は血管・筋肉・骨などの
位置関係を総合的に把握可能であるため，検者の
経験に左右されない．さらに，補助切開を要さず
皮島のみの皮膚切開で挙上可能（図 1-b, c）であ
り，非常に有用な方法である．

手　術

1．皮弁挙上

　鼠径靭帯レベルでの大腿動脈と上前腸骨棘を結
ぶ線の中点と，膝蓋骨中央を結ぶ線上で皮膚切開
を行う．皮膚切開後，筋膜を露出・切開する．筋
膜下を外側に向かって剥離し，筋膜を貫く皮膚穿
通枝を同定する．皮弁挙上に適した皮膚穿通枝が
見つからない場合は大腿筋膜張筋皮弁や前内側大
腿皮弁の挙上に方針を変更する．外側広筋と大腿

直筋の筋間で外側大腿回旋動静脈下行枝を見出す．皮膚穿通枝の走行を確認し，皮膚穿通枝から外側大腿回旋動静脈下行枝まで遊離させる．筋肉内走行の皮膚穿通枝の場合は血管周囲の外側広筋を切離する必要がある．皮膚穿通枝の位置，血管茎の長さ，再建部位を踏まえ皮島をデザインし，切開を行う．遊離皮弁にする場合も有茎皮弁の場合も大腿直筋筋枝は温存する．外側広筋の一部を皮弁に含めることも可能である．

2．皮弁採取部の閉創

必要に応じて筋間に閉鎖式持続吸引ドレーンを留置し，血腫を予防する．外側広筋と大腿直筋を縫合した後，大腿筋膜は可能であれば縫合する．皮膚の単純縫縮が難しい場合は植皮や局所皮弁を用いる．局所皮弁挙上のために関節近傍まで切開が及ぶと関節拘縮の原因となることがあるため，大腿部において他の皮膚穿通枝を利用して局所皮弁を挙上するなど，大腿部の切開創の延長を少なくする工夫が必要である．

植皮を行う場合は，可能な限り皮弁採取部以外の場所からではなく，大腿閉創部に生じた dog ear や，移植時に前外側大腿皮弁を脱上皮した場合などは，その脱上皮した皮膚を用いるとよい．

前外側大腿皮弁における最近の知見

1．移植皮弁の吻合静脈本数について

初回治療の口腔癌に対して切除後に前外側大腿皮弁のみで再建を行った221例において，静脈吻合1本群と2本群で比較したところ，皮弁うっ血による再手術率，皮弁生着率いずれにおいても静脈吻合2本群で有意に低いという結果であった[10]．また，前外側大腿皮弁を用いた頭頸部再建において1名の外科医が執刀し，さらに移植床動脈は上甲状腺動脈のみであった315例では，皮弁壊死率に有意差はなかったが，うっ血による再手術率は静脈吻合2本群で有意に低かった[11]．一方，前外側大腿皮弁による再建292例[12]や前外側大腿皮弁を用いた下肢再建50例[13]では静脈吻合1本群と2本群で皮弁に関する合併症発生率には有意差はないという報告もあるが，可能な限り静脈吻合は2本行った方がよいと我々は考える．

2．thinning について

再建部位に対し前外側大腿皮弁が厚い場合は thinning を考慮する．前外側大腿皮弁の thinning に関する34文献のレビューでは，より薄い皮弁で血管関連の合併症が増加すると報告されている[14]．皮膚穿通枝損傷のリスク軽減のためには，脂肪小葉毎に少しずつ defatting することや穿通枝周囲の defatting を最小限にすることが重要という報告があり[15]，前外側大腿皮弁の利点を活かしつつさらに薄い皮弁が必要な場合には有効と考えられる．

症例提示

症例1：80歳，女性

下咽頭癌に対して咽頭喉頭頸部食道全摘，両側頸部郭清を施行．遊離前外側大腿皮弁を挙上し，前外側大腿皮弁の皮膚側が内側になるように真皮縫合して筒状にする（図2-a）．吻合方法は，まず口側吻合の後壁では粘膜，皮弁ともに1層単結節縫合を行い，それ以外の約2/3周では咽頭をGambee法，皮弁側は真皮縫合した．頸部食道側吻合は頸部食道に約1cmの縦方向の補助切開を入れ，皮島尾側に作成した1.5cmの小三角弁を挿入して1層単結節で縫合，それ以外は咽頭側吻合と同様に縫い付けを行った．血管吻合は，右頸横動脈に端々吻合，右内頸静脈に端側吻合を行った．皮弁は生着し，術後14日に食事を開始し，術後7か月にボイスプロテーゼ挿入を行い，嚥下，発声ともに良好である（図2-b）．

症例2：51歳，男性

慢性腎臓病に対して生体腎移植を行った．術後9日に術後創部感染，腹部創離開が出現．術後20日より局所陰圧閉鎖療法を開始し，感染は改善したが肉芽増生を認めないため，術後43日にデブリードマン，有茎前外側大腿皮弁移植術を行った．皮島が腹壁欠損部まで届くように，大腿直筋筋枝の分岐部を pivot point として考えて，皮島を可及的尾側にデザインし大腿直筋筋枝は温存する．皮弁は生着し，生体腎移植術後72日で退院となった（図3-a～d）．

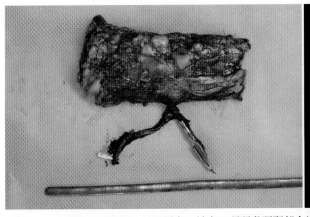
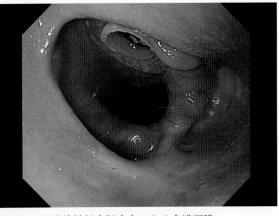

a|b 　**図 2.** 症例 1：下咽頭癌に対する咽頭喉頭頸部食道全摘，遊離前外側大腿皮弁による食道再建
　a：術中所見．前外側大腿皮弁を挙上後に皮膚を内側にした形で筒状にした．その後，頸部
　　食道欠損部に移植した．
　b：術後 2 年の内視鏡所見．頸部食道にボイスプロテーゼ，矢印部は前外側大腿皮弁と頸部
　　食道の吻合部を示す．

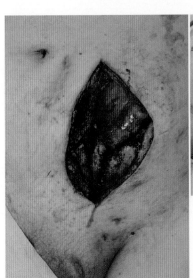
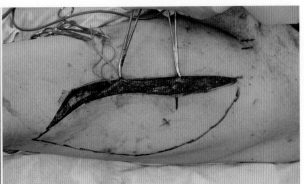

a|b
c|d

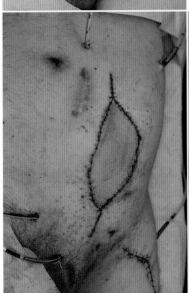
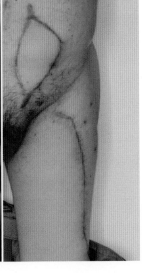

図 3.
症例 2：生体腎移植術後創部感染，創部離開に
対しデブリードマン，有茎前外側大腿皮弁再建
　　a：術前写真．腹部所見：離開した創部から
　　　移植腎が露出していた．
　　b：皮弁デザイン．有茎前外側大腿皮弁を挙
　　　上した．
　　c：術直後写真．皮下トンネルを通して腹部
　　　に皮弁を移植
　　d：術後 6 か月写真．皮弁は問題なく生着し
　　　た．

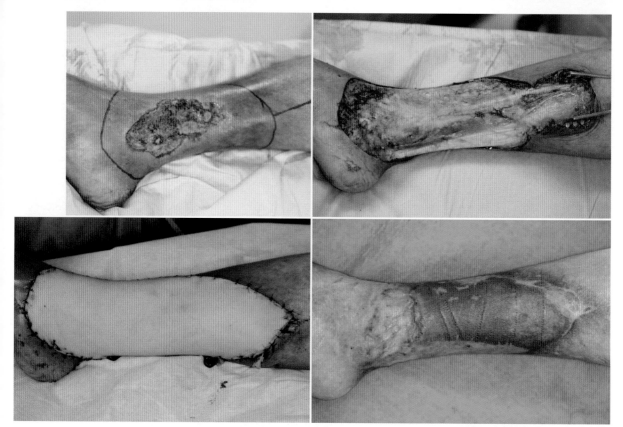

図 4. 症例 3：右下腿難治性潰瘍に対するデブリードマン，遊離前外側大腿皮弁再建
　　a：術前写真．右下腿難治性潰瘍を認めた．
　　b：術中写真．デブリードマン後の状態
　　c：術直後写真．遊離前外側大腿皮弁を移植した．
　　d：術後 2 年．皮弁遠位部に部分壊死を認めたが，皮弁は大部分生着した．

a	b
c	d

症例 3：55 歳，女性

　約 15 年前に出現した右下腿難治性潰瘍に対して，1 年前と 6 か月前に分層植皮術を行ったが改善が乏しく，前外側大腿皮弁移植術を行った．血管吻合は後脛骨動静脈穿通枝と端々吻合であった．翌日静脈血栓によるうっ血を認めたため再手術を行い，後脛骨動脈の伴走静脈本幹に端々吻合を行った．皮弁遠位部に部分壊死を認めたために，後日，右大腿部より分層植皮を行った．その後も潰瘍の増悪と寛解を繰り返しているが，皮弁は大部分生着した（図 4-a～d）．

症例 4：45 歳，男性

　交通事故で左手背挫滅創を受傷し，同日デブリードマンを行った．受傷後 11 日に再度デブリードマンを行い，受傷後 23 日に再建手術を行った．示指は固有示指伸筋腱が 12 cm 欠損しており総指伸筋腱と縫合した．中環指は総指伸筋腱がいずれも 13 cm 欠損しており長掌筋腱を移植し，さらに基節骨背側および MP 関節背側に欠損があったため肋骨・肋軟骨移植を行った．小指は総指伸筋腱，固有小指伸筋腱がいずれも 9 cm 欠損しており，短橈側手根伸筋腱と固有小指伸筋腱の間に腱移植を行った．皮膚，軟部組織欠損に対して遊離前外側大腿皮弁および大腿筋膜張筋膜移植を行った．大腿筋膜張筋膜は中手骨と伸筋腱の間に癒着予防の gliding surface として挿入した．血管吻合は橈骨動脈に端々吻合，橈側皮静脈および橈骨動脈の伴走静脈に端々吻合した．その後手術を数度行

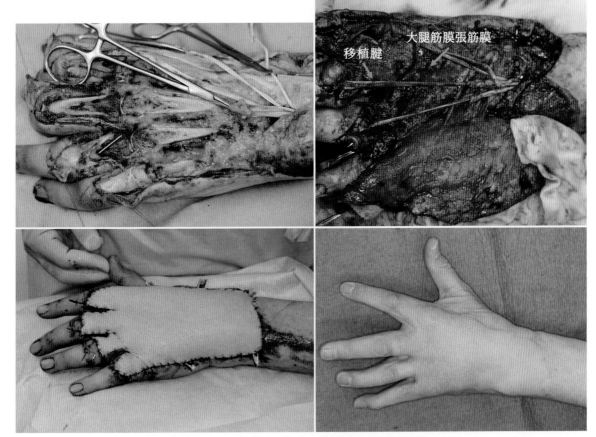

a	b
c	d

図 5. 症例 4：左手背挫滅創に対する遊離前外側大腿皮弁再建
- a：術中写真. 広範囲な皮膚, 軟部組織欠損を伴っていた.
- b：術中写真. 大腿筋膜張筋膜は中手骨と伸筋腱の間に癒着予防の gliding surface として挿入した.
- c：術後写真. 前外側大腿皮弁移植後
- d：術後 12 年. 機能面, 整容面いずれも非常に良好である.

い, 術後 12 年現在, 機能面, 整容面いずれも非常に良好である（図 5-a〜d）.

まとめ

前外側大腿皮弁は非常に有用な皮弁である一方, 血管の解剖学的変異が多いため, 挙上には臨機応変に対応する力が求められる. 安全で確実な皮弁挙上には入念な術前準備が重要である.

参考文献

1) Song, Y. G., et al.：The free thigh flap：a new free flap concept based on the septocutaneous artery. Br J Plast Surg. **37**：149-159, 1984.
   Summary 世界初の前外側大腿皮弁の報告.

2) 青　雅一ほか：前外側大腿皮弁（前内側大腿皮弁）のための臨床血管解剖. 形成外科. **48**：1083-1092, 2005.
   Summary 前外側大腿皮弁および前内側大腿皮弁 164 例の血管走行について詳細に調査した論文.

3) 青　雅一ほか：前外側または前内側大腿皮弁の簡単で安全な採取法. 日マイクロ会誌. **26**：49-54, 2013.

4) Kimata, Y., et al.：Anatomic variations and technical problems of the anterolateral thigh flap：a report of 74 cases. Plast Reconstr Surg. **102**：1517-1523, 1998.
   Summary 前外側大腿皮弁 74 例 171 本の皮膚穿通枝の位置をわかりやすく図示している.

5) Iida, H., et al.：Preoperative assessment of anterolateral thigh flap cutaneous perforators by

colour Doppler flowmetry. Br J Plast Surg. **56** : 21-25, 2003.

6) Tsukino, A., et al. : Preoperative color Doppler assessment in planning of anterolateral thigh flaps. Plast Reconstr Surg. **113** : 241-246, 2004.

7) Patel, R. S., et al. : Clinical utility of colour flow Doppler ultrasonography in planning anterolateral thigh flap harvest. J Otolaryngol Head Neck Surg. **39** : 566-571, 2010.

8) Ensat, F., et al. : The efficacy of color duplex sonography in preoperative assessment of anterolateral thigh flap. Microsurgery. **32** : 605-610, 2012.

9) 赤石　渉ほか：工夫！　小型レーザープロジェクターを使用した簡易型 Projection based AR system による術前評価. 形成外科. **63**：1192-1197, 2020.

10) Lee, Y. C., et al. : One versus two venous anastomoses in anterolateral thigh flap reconstruction after oral cancer ablation. Plast Reconstr Surg. **138** : 481-489, 2016.

11) Chen, W. F., et al. : An old controversy revisited-

one versus two venous anastomoses in microvascular head and neck reconstruction using anterolateral thigh flap. Microsurgery. **34** : 377-383, 2014.

12) Higashino, T., et al. : Single venous anastomosis versus dual venous anastomoses in free anterolateral thigh flap transfer : a cohort study. J Plast Reconstr Aesthet Surg. **69** : 1313-1315, 2016.

13) Mattos, D., et al. : Venous anastomoses in anterolateral thigh flaps for the lower extremity : vessel selection in Lieu of obligatory number. Ann Plast Surg. 2018. doi：10.1097/SAP.0000000000001431

14) Agostini, T., et al. : Anterolateral thigh flap thinning : techniques and complications. Ann Plast Surg. **72** : 246-252, 2014.
Summary　前外側大腿皮弁の thinning に関する 34 文献のレビュー.

15) Park, B. Y., et al. : Flap thinning : defatting after conventional elevation. Arch Plast Surg. **45** : 314-318, 2018.

PEPARS　No.178：25-29，2021

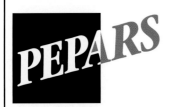

◆特集／レベルアップした再建手術を行うためにマスターする遊離皮弁

浅腸骨回旋動脈穿通枝皮弁 (SCIP flap)
—キメラ型や超薄皮弁に触れつつ—

石浦良平[*1]　　白石真土[*2]　岡田誉元[*3]　三井康平[*4]
租野可南子[*5]　Chihena H Banda[*6]　成島三長[*7]

Key Words：浅腸骨回旋動脈穿通枝皮弁(superficial circumflex iliac artery perforator flap；SCIP flap)，キメラ型 SCIP flap(Chimeric type SCIP flap)，超薄皮弁(pure skin perforator flap；PSP flap)

Abstract　　浅腸骨回旋動脈穿通枝皮弁(superficial circumflex iliac artery perforator flap；SCIP flap)は鼠径部から採取する皮弁で，神経や骨・筋組織・リンパ節などを含めたキメラ型皮弁や全層植皮ほどの薄さで移植する超薄皮弁(pure skin perforator flap；PSP flap)などアレンジが効き，臨床の様々なシーンでの活躍が期待できる．血管茎は浅腸骨回旋動脈(superficial circumflex iliac artery；SCIA)の浅枝，深枝，および SCIA の伴走静脈，浅腸骨回旋静脈(superficial circumflex iliac artery；SCIV)である．SCIP flap の挙上法についてキメラ型や超薄皮弁についても触れつつ，臨床症例を交えながら言及する．

はじめに

　世界初の遊離皮弁として報告されたことでも有名である groin flap は McGregor と Jackson により 1972 年に報告された．Groin flap は時代とともにアレンジが加わり様々な形態で臨床応用されている．ドナーサイトとなる鼠径部では主に浅腸骨回旋動脈(superficial circumflex iliac artery；

*1 Ryohei ISHIURA，〒514-8507　津市江戸橋2丁目174　三重大学医学部附属病院形成外科，助教
*2 Makoto SHIRAISHI，同
*3 Yoshimoto OKADA，同，医員
*4 Kohei MITSUI，同，医員
*5 Kanako DANNO，同，助教
*6 Chihena H BANDA，同，clinical fellow
*7 Mitsunaga NARUSHIMA，同，教授

SCIA)，浅下腹壁動脈(superficial inferior epigastric artery；SIEA)が相補的に広がっており，これらをどう利用するかということでアレンジが進んだ．この2系統の栄養血管は相互間での合流部の有無など様々な分岐形式が報告されているが，1979 年に Acland が通常 SCIA は浅枝が欠損することはなく，この浅枝で皮弁の perfusion を確保できることに着目し SCIA の浅枝を血管茎とした iliac flap を報告した．その後，光嶋らは 2004 年に SCIA の穿通枝(superficial circumflex iliac artery perforator；SCIP)に着目し groin flap より薄く血管茎の長い皮弁として SCIP flap を報告した．現在，SCIP flap は浅枝と深枝をそれぞれ用いた挙上や，植皮のような薄い皮弁とする手法，神経・筋・骨・リンパ節などを含めた移植など，患者に合わせ様々なバリエーションで利用されており最も汎用性が高い皮弁の1つとなっている．

術　前

　我々は，可能であれば事前に造影CT検査を行っている．ただし，造影CTでは細かな穿通枝の評価までは難しので，SCIA，SIEAの大まかな走行や脂肪層の厚み等をみることなどに利用している．術前日にCTをもとにカラードップラーエコーによる検査およびマーキングを行う．評価する項目としては，①SCIAの深枝と浅枝の分岐部の詳細，②SCIA浅枝および深枝の分枝の走行，③浅腸骨回旋静脈(superficial circumflex iliac vein；SCIV)の走行である．①については，大腿動脈から分岐したSCIAがその後，浅枝と深枝に分岐する場合が一般的であるが，浅枝と深枝がそれぞれ大腿動脈から分岐するパターンや，SCIAとSIEAが交通を持つパターンなどのバリエーションがあり，皮弁のサイズの決定や吻合に用いる血管茎の評価に有用である．②については，SCIAの大腿動脈からの分岐部から皮膚穿通枝までの走行を同定することや深枝から分岐する縫工筋への枝，外側大腿皮神経への枝，腸骨への枝などを同定することで，それらのマーキングをもとに皮膚穿通枝を血管茎とする pure skin perforator(PSP)などの薄い皮弁やキメラ型皮弁をデザインおよび挙上する上で有用である．③については時にSCIVを皮弁に含め吻合に用いることで静脈還流を得ることが有効な場合があり，走行を同定しマーキングして皮弁デザインの参考としている．

手術手技

　皮弁の挙上については遠位から開始する手技や近位からなどあるが，我々はおおよそ中間部から挙上している．遠位から挙上する方法としてHongらが報告する手技があり，それは遠位から浅筋膜上をマーキングしておいた栄養血管が出るまで剥離し，同定したところでその栄養血管をflapに含めてそのまま枝を処理しつつ浅筋膜およ

び深筋膜を割りながら深部に追っていくと大腿動脈まで剥離が進み挙上できるというものである．手技としては近位からや中間部からに比べ容易ではあるが，キメラ型皮弁を挙上する際には誤って縫工筋への枝などの分枝を処理してしまうリスクが他の挙上法より高いという印象である．また，Aclandの報告する近位から挙上する手技は，まず大腿動脈を同定し，そこからSCIAの分岐部を同定し挙上していくというものである．この手技ではキメラ型皮弁を挙上する際の分枝の剥離などは行いやすいものの，近位部は比較的深さのある部位での剥離であること，SICA浅枝・深枝やSIEA，それらの共通幹などが密に走行していること，鼠径リンパ節周囲の脂肪層での剥離など操作が煩雑なため，中間部以遠の剥離が終わってからの剥離の方がより広い術野での操作となり安全という印象である．まず，鼠径靭帯と平行に尾側約1cmのところを内側は大腿動脈外側から外側は上前腸骨棘付近まで切開する．筆者はルーペ下に電気メスで剥離を開始し，切開部の外側寄りで穿通枝を見つけ中枢に追うことでまず浅枝を同定している．その後，同様に剥離を進め深枝を同定して枝の剥離を進め，全体的な解剖を明らかにする．処理するもの・含めるものを選択し，flapに含めるように遠位の剥離を進める．SCIVは多くの場合，SCIAより外側に認めるため，同部位を術前のカラードップラーエコーで検索しマーキングをしておく．SCIVは脂肪層の中にある1〜2mmほどの静脈でありマーキングをもとに剥離の際に同定していく．SCIVは最初に同定されることが多いが，見つかりづらい場合は皮切を尾側に延長し大伏在静脈を同定し，そこからSCIVを同定する方法もある．操作はSCIAの大腿動脈からの分岐部周囲まで剥離が進んだのちに顕微鏡下での剥離に切り替え血管の preparation を行っている．

　近年，成島らが全層植皮のように薄いPSP flapを発表しており，我々は指や耳後部の再建に使用している．挙上法としては，ルーペと顕微鏡を用

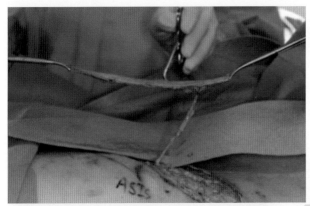

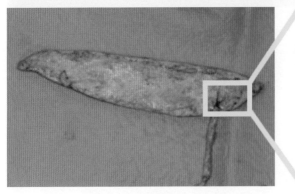

a | b

図 1.
a：挙上した PSP flap の写真．皮膚穿通枝を血管茎とし，厚みは全層植皮ほ
どである．
b：左：PSP flap 切り離し前に行う皮弁血流の確認時の画像．皮弁辺縁の真
皮層からの出血を認める．
右：ICGA による評価．矢頭は血管茎である皮膚穿通枝を示している．
血管茎および皮弁ともに蛍光造影されている．

いて SCIA を出血に注意しながら遠位へ剝離して
いき，最終的に真皮に入る部位まで剝離を進め
る．この際，出血があると皮膚穿通枝の走行を確
認することが困難となるため，無血野で剝離を進
めることが肝要である．また剝離を進める上で，
分枝が出ている場合はマーキングを参考にしつつ
より太く本幹と思われるものを選択していくこと
が多い．真皮に入る部位を確認したのち，一時的
に血管クリップを用いて栄養血管を本幹でクラン
プする．クランプ後皮下脂肪を真皮下血管の有無
にとらわれず必要な厚みまで剪刀などで切除して
いく．脱脂術後クリップを開放して血流を確認す
る．血流確認後動静脈を切断して移植する．また

近年，山本らは真皮下で PSP flap を挙上する方法
を報告している．顕微鏡下に Lymphaticovenular
anastomosis（LVA）の血管・リンパ管の剝離と同
様の手法で真皮下を剝離し皮膚穿通枝を同定した
のちに近位へ剝離を進めるというものである．真
皮下の剝離と皮膚穿通枝の同定が必要となるた
め，皮膚の熱傷および皮膚穿通枝を誤って損傷し
てしまうリスクがあるものの thinning が不要で
あり挙上に費やす時間は従来のものより短く済む
メリットがある．皮弁の血流については，我々は
真皮からの出血やインドシアニングリーン血管造
影（ICGA）により評価している（図 1-a, b）．

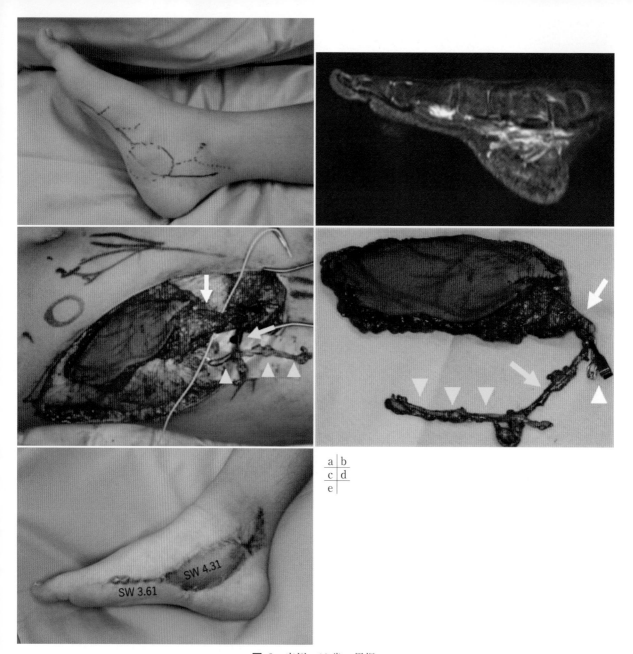

図 2. 症例：10 歳，男児

a：右足静脈奇形．術前写真

b：右足静脈奇形．術前 MRI

c：皮弁挙上時の写真．白矢印は SCIA 浅枝を示しており皮弁の血流を担保している．
黄色矢印は SCIA 深枝を示しており外側大腿皮神経の血流を担保している．黄色矢
頭は外側大腿皮神経を示している．

d：挙上した皮弁の写真．白矢印は SCIA 浅枝，黄色矢印は SCIA 深枝，黄色矢頭は
外側大腿皮神経，白矢頭は SCIA 浅枝・深枝の共通幹を示している．

e：術後 1 年時の写真．整容性は良好であり，再建神経領域の SW test は 3.61 であっ
た．

症例

10 歳，男児

　生後より右足の腫脹を認めていた．8 歳時の夏より腫脹の増大傾向に伴い痛みも出現し，精査の上，静脈奇形およびそれに伴う血栓性静脈炎の診断となった．初回硬化療法後に部分的に腫脹は改善したものの，2 回目の硬化療法後から痛みが増強し歩行困難となった．そのため，右足静脈奇形切除および外側大腿皮神経を含めたキメラ型 SCIP flap による再建を行うこととした．再建に際し，SCIA 浅枝は皮弁を SCIA 深枝は外側大腿皮神経を栄養するようにキメラ型 SCIP flap を挙上した．内側足底動脈をレシピエントに皮弁移植し，外側大腿皮神経は静脈奇形切除時に合併切除した内側足底神経の再建に利用した．皮弁は全生着し，術後経過は良好であった．術後 1 年 follow-up 時の再建神経領域の SW test は 3.61 と良好な経過であり，疼痛の出現はなくアメリカンフットボールクラブに所属し問題なくプレーしている（図 2）．

参考文献

1) Acland, R. D.：The free iliac flap：a lateral modification of the free groin flap. Plast Reconstr Surg. **64**(1)：30-36, 1979.
2) Hong, J. P., et al.：A new plane of elevation：the superficial fascial plane for perforator flap elevation. J Reconstr Microsurg. **30**(7)：491-496, 2014.
3) Koshima, I., et al.：Superficial circumflex iliac artery perforator flap for reconstruction of limb defects. Plast Reconstr Surg. **113**(1)：233-240, 2004.
4) Narushima, M., et al.：Pure skin perforator flap for microtia and congenital aural atresia using supermicrosurgical techniques. J Plast Reconstr Aesthet Surg. **64**(12)：1580-1584, 2011.
5) Yamamoto, T., et al.：Subdermal dissection for elevation of pure skin perforator flaps and superthin flaps：the dermis as a landmark for the most superficial dissection plane. Plast Reconstr Surg. **147**：470-478, 2021.

PEPARS No.178：30-38，2021

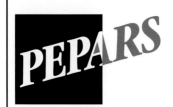

◆特集／レベルアップした再建手術を行うためにマスターする遊離皮弁

前腕皮弁

塗 隆志[*1] 上田晃一[*2]

Key Words：前腕皮弁(forearm flap)，眼瞼再建(reconstruction of eyelid)，口唇再建(lip reconstruction)，機能再建(reconstruction of facial function)

Abstract 遊離皮弁の中でも前腕皮弁は皮膚および皮下脂肪が薄くしなやかで，長い血管茎を有することが特徴である．近年では穿通枝皮弁の開発により薄い皮弁の選択肢は増えたが，前腕皮弁は長い血管茎を生かして，Flow through 型の血管グラフトとして用いたり，皮神経を含めて挙上し知覚皮弁としての活用や，長掌筋腱を含めて挙上し，固定に用いることで拘縮予防や，周囲の筋肉の動きを用いて皮弁を動かすことも可能である．我々は，顎顔面領域でも特に眼瞼や更新などの自由縁の再建に薄い前腕皮弁を用いてきた．自由縁には必ず開閉機能が必要であり，閉機能には括約筋(Muscle sling)の再建が必要で，開機能には括約筋を周囲から牽引する筋肉の力が必要である．我々は，括約筋の再建には筋弁の移植または長掌筋腱を用いた括約筋の連続性の再建を行い，開機能には周囲の筋肉の力を皮弁に直接もしくは長掌筋腱を介して作用させ，皮弁を動かす試みを行ってきた．今回は実際の症例写真を示す．

はじめに

前腕皮弁は1981年にYangらによって報告されて以来[1]，主に頭頚部の再建に広く用いられてきた．近年では穿通枝皮弁の発達により，咽頭や舌半切除後などの再建には前腕皮弁に代わって前外側大腿皮弁などが用いられるようになったが，前腕皮弁は皮膚と皮下脂肪が薄くしなやかで，小さな皮弁に知覚神経，骨，腱，長い血管を含めて挙上することが可能であるため，未だに活躍範囲は広い．我々は特に顔面でも口唇や眼瞼などの自由縁の再建に前腕皮弁を用いてきた．本稿では，遊離前腕皮弁の特徴を生かした頭頚部の再建例について報告する．

*1 Takashi NURI，〒569-8686 高槻市大学町2番7号 大阪医科薬科大学形成外科，准教授
*2 Koichi UEDA，同，教授

Flow through 型血管グラフトとしての利用

遊離皮弁を用いた再建手術では，欠損範囲や放射線照射範囲により，レシピエント血管の選択肢が限定されることがある．皮弁と一緒に挙上が可能な血管の長さがレシピエント血管までの距離と比較し不足する場合は，血管グラフトを用いた血管の延長が必要となる．動脈または静脈のみの延長が必要な場合は，小伏在静脈や大伏在静脈などを用いることが多いが，動脈と静脈の両方に延長が必要な場合は前腕皮弁を血管グラフトとして用いることができる．橈側前腕皮弁の移植で用いられる血管は橈骨動脈と皮静脈または動脈に伴走する静脈である．橈骨動脈に伴走する2本の静脈を用いて Flow through 形に配置することで，その末梢に2つ目の皮弁を配置することができる．血管グラフトを用いて血管を延長した際には，創の一次縫合により移植した血管が圧迫されることが

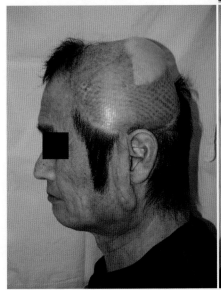

図 1.
症例 1
　a：頭皮の熱傷瘢痕癌. 腫瘍の切除によって頭皮
　　および頭蓋骨の広範囲の欠損を生じた.
　b，c：術後の状態. 左耳前部に前腕皮弁が移植
　　され，その先端に広背筋皮弁が移植されている.
（文献 2 より引用）

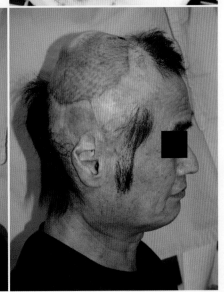

あるため，創部に緊張がかかる場合では植皮や人
工真皮を貼付する場合がある. 一方，前腕皮弁を
用いた場合は皮島も移植されるため，血管グラフ
ト上の皮膚に余裕が生じ，血管の圧迫を予防でき
る利点がある[2].

＜代表症例＞
　症例 1：56 歳，男性
　幼少時に受傷した頭皮の熱傷瘢痕に生じた有棘
細胞癌. 腫瘍は左側頭部から頭頂を超えて右側ま
で広がり，深部は硬膜まで及んでいた（図 1-a）.
形成外科と脳神経外科による腫瘍切除後，大腿筋
膜を用いた硬膜再建を行った. 腫瘍切除によって

生じた頭皮欠損は広背筋皮弁による再建を計画し
たが，両側の浅側頭動静脈部は熱傷により瘢痕化
しており，吻合血管は頚部の血管を選択した. 一
方，頭皮の欠損が広範囲であったため，皮弁を欠
損に充填すると胸背動脈が頚部へ到達せず，左前
腕皮弁を血管グラフトとして用いた. 橈骨動・静
脈を上甲状腺動脈と内頚静脈に吻合し，Flow
through 型に前腕皮弁の末梢に胸背動・静脈を吻
合した. 耳前部に前腕皮弁の皮島を移植し閉創し
た（図 1-b，c）.

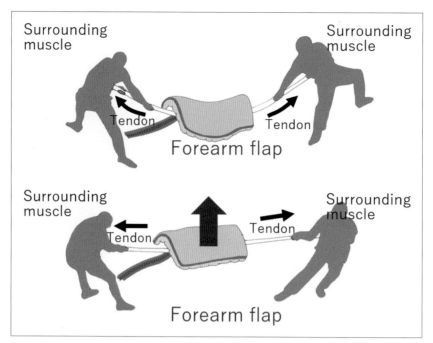

図 2. 長掌筋腱付き前腕皮弁を用いた，動的な機能再建のシェーマ
周囲の筋肉の力を長掌筋を介して，前腕皮弁に伝えることで，皮弁を動かすことができる．

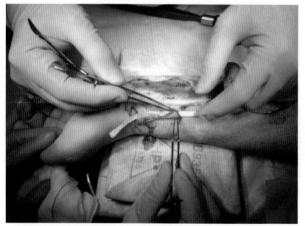

図 3. 長掌筋腱付き前腕皮弁を挙上する際は，血流のある皮下の浅筋膜と腱を縫合して，固定を行う．

長掌筋腱付き前腕皮弁の応用

　長掌筋腱は前腕皮弁に組み合わせて挙上が可能な腱の中でも，採取により機能障害をほとんど生じないため，皮弁の固定や拘縮の予防に利用することが可能である[3]~[5]．特に下眼瞼や口唇などの自由縁を再建する場合は，長期経過において皮弁の拘縮や下垂に変形をきたす場合があり，長掌筋

腱はこのような変形を予防するのに有用であると考えられている．また，周囲の筋肉に長掌筋腱を縫合することで筋肉の動きを皮弁に伝えることができ，皮弁に動的な機能を持たせる試みも報告されてきた[6]~[8]．我々は口唇や眼瞼，口蓋などの自由縁を有する部位の再建において，欠損周囲の筋肉の動きを長掌筋を介して前腕皮弁に伝えることで皮弁に動的な運動を付加してきた（図2）[9]．

　皮弁の挙上を行う際は長掌筋腱の周囲に腱上膜を付けて挙上するが，腱自体には血行がなくても問題はない．皮弁と長掌筋は固定されていないため，前腕皮弁の浅筋膜と長掌筋腱を糸で縫合固定すると，腱の動きが皮弁にダイレクトに伝えられる．また皮弁に対する腱の固定位置については，皮弁の端に腱が位置するように固定することで，皮弁の折れ曲がりを予防できる．眼瞼などの再建で皮弁の裏面に植皮や粘膜移植を行う場合は，長掌筋腱を十分血流のある周囲の軟部組織で腱を覆っておく（図3）．

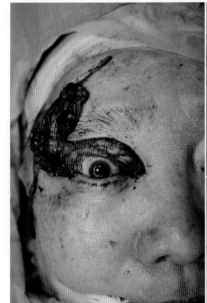
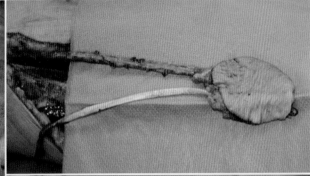
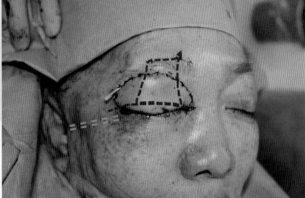
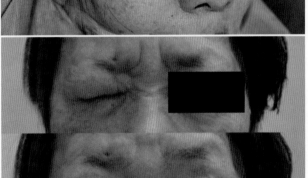

a	b
	c
	d

図 4.

症例 2

　　a：右上眼瞼のマイボーム腺癌の切除により，
　　　上眼瞼に広範囲の欠損を生じた.

　　b：挙上された長掌筋腱付き前腕皮弁

　　c：前腕皮弁の裏面に口腔粘膜を移植したのち
　　　に，欠損へ皮弁を固定した. 長掌筋を2本に
　　　割き，尾側の片方を内眼角靱帯へ固定し，外
　　　側は眼輪筋の断端へ固定した. 頭側の長掌筋
　　　腱は皮下トンネルを通し，眉毛上で前頭筋へ
　　　固定を行った.

　　d：術後5年の状態. 開閉瞼が可能である.

（a，bは文献9より引用）

＜代表症例＞

症例 2：76歳，女性

　右上眼瞼のマイボーム腺癌. 腫瘍の切除により
右上眼瞼の欠損を生じた（図4-a）.

　本症例で再建が必要な機能は上眼瞼の開閉機能
であり，前頭筋と眼輪筋の運動を長掌筋を介して
前腕筋に伝えることで再建を行った. 左前腕皮弁
に長掌筋腱を付けて挙上し，長掌筋腱を前腕皮弁
の皮下の浅筋膜へ固定し，頬粘膜を皮弁の裏面に
移植し固定した. 長掌筋を2本に割き，尾側の片
方を内眼角靱帯へ固定し，外側は眼輪筋の断端へ

固定した. 頭側の長掌筋腱は皮下トンネルを通
し，眉毛上で前頭筋へ固定を行った（図4-b，c）.
血管は橈骨動静脈を浅側頭動静脈へ吻合した. 術
後18か月に皮弁の修正（debulking）を行った. 本
法により開瞼および閉瞼が可能となった（図4-
d）. 特に点眼等は行っていないが，ドライアイや
目の痛みの訴えはない[9].

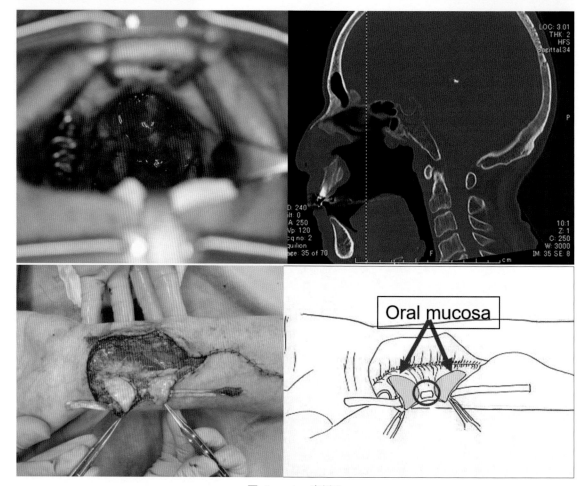

図 5-a，b．症例 3

LOC: 3.01
THK: 2
HFS
Sagittal.34

P

D: 240
ilt: 0
A: 250
Vp: 120
cq no: 2
quilon
age: 35 of 70

10:1
C: 250
W: 3000
IM: 35 SE: 8

cm

Oral mucosa

a：上顎筋上皮癌切除後の欠損
b：1 回目の手術で長掌筋腱をスライドさせて長さを確保した後に，皮弁へ固定．長掌筋
　　腱を覆うように口腔粘膜を移植した．口腔粘膜と口腔粘膜の間(赤丸)は後に咽頭弁の
　　縫い代となる部分

$\frac{a}{b}$

（文献 10 より引用）

症例 3：67 歳，男性

　2 年前に上顎の筋上皮癌切除および放射線照射
(60 Gy)が行われ，硬口蓋から軟口蓋に欠損を生
じた．上顎の歯列は温存されていたが，硬口蓋と
軟口蓋が欠損しており，十分な口腔内圧が保て
ず，これまで胃瘻からの食事摂取と気管孔が温存
されていた(図 5-a)．

　本症例で求められる機能は嚥下時の鼻咽腔閉鎖
と平常時の鼻咽腔の維持(睡眠時無呼吸予防)であ
る．これに対し咽頭弁の移行と，長掌筋腱付き前
腕皮弁を用いて，上咽頭収縮筋の動きを前腕皮弁
へ伝えることで，欠損部への組織の充填と鼻咽腔
閉鎖機能を再建した．皮弁の皮島は口腔側に配置

し，鼻腔側は粘膜移植を計画した．鼻腔側に露出
した長掌筋腱に感染を生じないように，手術は 2
回に分けて行った．一度目の手術では前腕皮弁を
尺側より半分挙上し，口腔粘膜を皮弁の裏面の長
掌筋腱上へ移植した(図 5-b)．その 2 週間後に皮
弁の完全挙上と移植を行った(図 5-c)．前腕皮弁
の側面は歯肉の舌側に固定し，後方は咽頭後面と
固定はせず，鼻咽腔の開存を維持した．咽頭後面
より上方茎の咽頭弁を挙上し，前腕皮弁の後方へ
固定することで開存させた鼻咽腔を数ミリ程度に
制限するため，咽頭幅に対して 50％幅の咽頭弁を
移行した．咽頭側壁に切開を加え，長掌筋腱を粘
膜下の上咽頭収縮筋へ固定した(図 5-d)．皮弁は

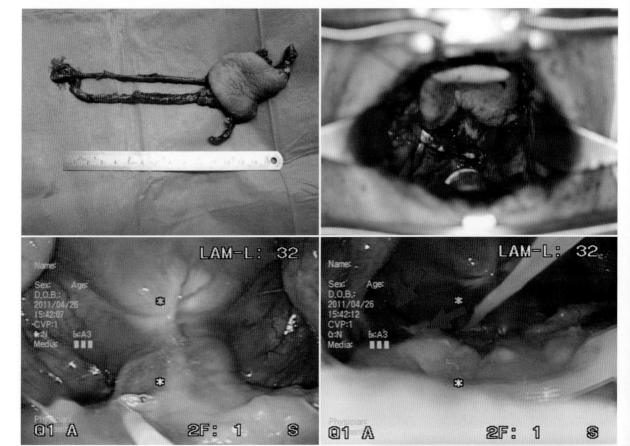

図 5-c〜g.
症例 3

c：挙上された前腕皮弁．皮島の両側に長掌筋腱が確保されている．
d：前腕皮弁を口蓋に縫合固定し，咽頭弁を前腕皮弁の後端へ固定した．左右の咽頭側壁を切開し，上咽頭収縮筋へ長掌筋腱を固定した．
e，f：術後5か月での経鼻ファイバーの映像．画面手前下が前腕皮弁．中央に咽頭弁とその両側に鼻咽腔が確認できる．嚥下動作により咽頭壁が移動して鼻咽腔が閉鎖している．
g：術後6か月に行った Video fluoroscopy の所見．誤嚥および鼻腔への逆流は認めない．

（文献10より引用）

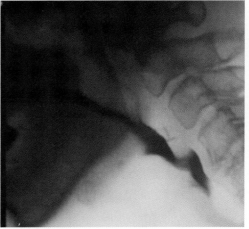

問題なく生着し，術後5か月に経鼻ファイバーにて嚥下時に鼻咽腔が閉鎖されていることを確認した（図5-e, f）．術後6か月で行った Video fluoroscopy にて誤嚥がないことを確認し経口摂取を開始した（図5-g）[10]．最終的に気管孔の閉鎖を行い，開鼻声も改善されたことで明瞭な発音が可能となった．

前腕皮弁は薄くしなやかであるため，軟口蓋の

小さな欠損であれば，口蓋挙筋などの筋肉断端と縫合することで口蓋の弁機能が再建できるとの報告もあるが，再建可能な欠損の大きさは限られる．長掌筋腱を周囲の筋肉に固定することで術後経過による皮弁の拘縮を予防することができ，術後の鼻咽腔閉鎖不全を予防することができると考えられている[11)12)]．

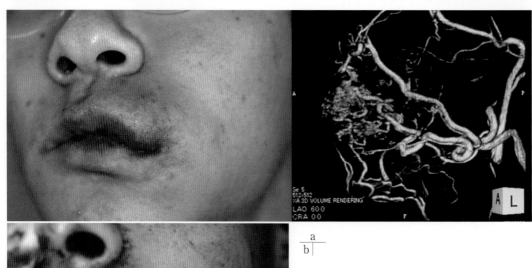

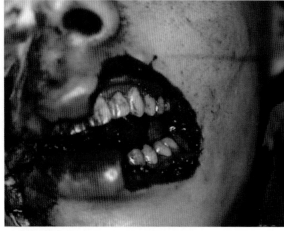

図 6-a，b.
症例 4
　a：左口角部の動静脈奇形
　b：AVM 切除後の欠損
（a，b，c は文献 15 より引用）

知覚神経付き前腕神経の応用

　前腕には知覚神経の分布が豊富であり[13]，薄い皮弁に知覚神経を含めて挙上することで知覚皮弁として利用できる[14]〜[16]．

＜代表症例＞

症例 4：19 歳，男性

　左口角部の動静脈奇形（図 6-a）．切除により左上口唇から口角，左下口唇までの欠損を生じた（図 6-b）．これに対して，薄筋による口輪筋再建と，知覚神経付き前腕皮弁による口唇および頬粘膜再建を行った．薄筋弁を口輪筋の断端および交連部分と縫合し，それを覆うように前腕皮弁を移植した（図 6-c）．橈骨動静脈を顔面動静脈に吻合し，その末梢に薄筋の栄養血管を吻合した．薄筋の閉鎖神経は顔面神経頬筋枝と縫合し，前腕皮弁の知覚神経はオトガイ神経と縫合した．術後 6 か月目に修正を行い，前腕皮弁は口腔内の皮島を残

して，頬部は局所皮弁に置き換えた[15]．術後 10 年で口腔内の前腕皮弁の知覚は Semmes-Weinstein Monofilament Test にて 2.44 である（図 6-d）[16]．

　口唇の再建に用いられる皮弁として，前腕皮弁は第一選択の 1 つである．前腕皮弁は薄くしなやかであるため，折り返して口唇の形態を形成することができる．また十分な口腔前庭の深さの維持や，知覚の再建を行うことで流涎の防止が可能になる[17]．これまで長掌筋腱付きの前腕皮弁を用いて括約機能の再建が試みられた報告もあるが，経過とともにゆるみを生じることが問題点となる[7][8]．眼瞼と比較して，口唇はある程度のボリュームは許容されるため，我々は長期経過を考慮して口唇の大きな欠損には薄筋と知覚神経付き前腕皮弁を用いている．

まとめ

　前腕皮弁は薄くしなやかであるため，顔面の特

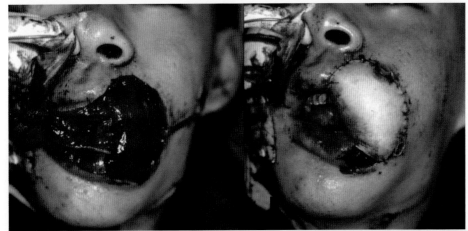

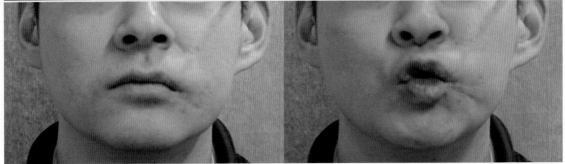

図 6-c, d. 症例 4

　c：薄筋弁を口輪筋の断端および交連部分と縫合し，それを覆うように前腕皮弁を移植した．薄筋の閉鎖神経は顔面神経頬筋枝へ，前腕皮弁の皮神経はおとがい神経へ縫合した．
　d：術後 10 年の状態．口唇の括約機能は良好である．口腔内に残存している前腕皮弁の知覚は Semmes-Weinstein Monofilament Test にて 2.44 である．
　（a, b, c は文献 15 より引用）

に自由縁の再建に有用である．単に欠損を覆うのみでなく，神経や腱を付けて移植することで，機能の再建も可能となる．

参考文献

1）Yang, G., et al.：The forearm free skin flap transplantation. Natl Med J China. **61**：139, 1981.
　Summary　中国から報告された前腕皮弁についての最初の論文.

2）大橋剛輝ほか：遊離皮弁を用いた頭皮および中顔面再建における移植床血管の検討. 日頭頸顔外誌. **36**：42-48, 2020.
　Summary　前腕皮弁を用いて血管の延長を行った症例について記載された論文.

3）Sakai, S., et al.：A compound radial artery forearm flap for the reconstruction of lip and chin defect. Br J Plast Surg. **42**：337-338, 1989.

4）Serletti, J. M., et al.：Total lower lip reconstruction with a sensate composite radial forearm-palmaris longus free flap and a tongue flap. Plast Reconstr Surg. **99**：559-561, 1997.
　Summary　知覚神経と長掌筋を付帯させた前腕皮弁による口唇の再建についての報告.

5）原　舞ほか：下眼瞼頬部基底細胞癌に対して長掌筋腱付き前腕皮弁で再建した 1 例. 日マイクロ会誌. **17**(4)：435-439, 2004.
　Summary　長掌筋腱付きの前腕皮弁による下眼瞼の再建の報告.

6）Knoll, S. S.：Staged sequential flap reconstruction for large lower lip defects. Plast Reconstr Surg. **88**：620-625, 1991.
　Summary　口唇の広範囲欠損についての再建方法について記載された論文.

Summary　前腕皮弁を用いて口唇の再建を行った報告の中でも初期の報告.

7) Shinohara, H., et al. : Functional lip reconstruction with a radial forearm free flap combined with a masseter muscle transfer after wide total excision of the chin. Ann Plast Surg. **45**：71-73, 2000.
Summary　皮弁を用いた欠損の充填のみでなく，筋肉への固定を組み合わせた機能再建の試みの報告.

8) Jeng, S. F., et al. : Reconstruction of concomitant lip and cheek through-and-through defects with combined free flap and an advancement flap from the remaining lip. Plast Reconstr Surg. **113**：491-498, 2004.
Summary　口唇およびその周囲の広範囲欠損についての報告.

9) Iwanaga, H., et al. : Functional reconstruction of total upper eyelid defects with a composite radial forearm-palmaris longus tenocutaneous free flap : a report of two cases. Microsurgery. **39**：559-562, 2019.
Summary　長掌筋腱付き前腕皮弁を用いた上眼瞼の機能再建の報告.

10) Nuri, T., et al. : Reconstruction of the dynamic velopharyngeal function by combined radial forearm-palmaris longus tenocutaneous free flap, and superiorly based pharyngeal flap in postoncologic total palatal defect. Ann Plast Surg. **74**：437-441, 2015.
Summary　長掌筋腱付き前腕皮弁と咽頭弁を組み合わせた口蓋の機能再建についての報告.

11) Roh, T. S., et al. : Radial forearm-palmaris longus tenocutaneous free flap；implication in the repair of the moderate-sized postoncologic soft palate defect. Head Neck. **31**：1220-1227, 2009.
Summary　長掌筋腱付き前腕皮弁による口蓋再建の報告.

12) McCombe, D., et al. : Speech and swallowing following radial forearm flap reconstruction of major soft palate defects. Br J Plast Surg. **58**：306-311, 2005.
Summary　前腕皮弁を用いた口蓋の再建について，欠損のサイズと再建の限界について検討されている.

13) Hui, L., et al. : Anatomical analysis of antebrachial cutaneous nerve distribution pattern and its clinical implications for sensory reconstruction. PLoS One. **14**(9)：e0222335, 2019.
Summary　前腕における知覚神経の分布についての報告.

14) Kitamura, Y., et al. : Combined use of an innervated radial forearm flap and labia minora peripheral skin graft for total upper lip reconstruction. J Craniofac Surg. **31**：1678-1680, 2020.
Summary　知覚神経付きの前腕皮弁による口唇再建についての報告.

15) Ueda, K., et al. : Functional reconstruction of the upper and lower lips and commissure with a forearm flap combined with a free gracilis muscle transfer. J Plast Aethet Surg. **62**：e337-e340, 2009.
Summary　知覚神経付き前腕皮弁と薄筋弁を組み合わせた口唇の機能再建の報告.

16) Nuri, T., Ueda, K. : Ten years' follow-up after microsurgical reconstruction of the lip using forearm flap combined with gracilis muscle transfer. Plast Reconstr Surg. **145**：1115e-1117e, 2020.
Summary　文献15の症例の10年後の報告.

17) Ueda, K., et al. : Functional lower lip reconstructon with a forearm flap combined with a free gracilis muscle transfer. J Plast Aethet Surg. **59**：867-870, 2006.
Summary　前腕皮弁と，薄筋弁を組み合わせて行った口唇の括約機能再建についての最初の報告.

イチからはじめる 美容医療機器の 理論と実践 改訂第2版

著 宮田成章

みやた形成外科・皮ふクリニック 院長

2021年4月発行 B5判 オールカラー
定価7,150円(本体価格6,500円＋税)

第1版発売から8年。
目まぐるしく変わる美容医療機器の情報を刷新し、新項目として
「ピコ秒レーザー」や「痩身治療」についてを追加しました。
イマイチわからなかったレーザー、高周波、超音波の仕組み・
基礎から臨床の実際までを幅広く、丁寧に扱う本書。
これから美容医療を始める方はもちろん、すでに美容医療を行って
いる方々にも読んでいただきたい教科書です。
第1版で好評だったコラムやページの各所にあるこぼれ話も、
さらに充実！

主な目次

総論

Ⅰ 違いのわかる美容医療機器の基礎理論
Ⅱ 人体におけるレーザー機器の反応を知る
Ⅲ 料理をベースに美容医療を考えてみよう
Ⅳ 肌状態から考える治療方針・適応決定
Ⅴ 各種治療器

　レーザー・光：波長による分類
　レーザー・光：パルス幅による分類
　高周波
　超音波
　そのほか

治療

Ⅰ ほくろに対するレーザー治療の実際
Ⅱ メラニン性色素疾患に対する治療
Ⅲ シワやタルミの機器治療
Ⅳ 毛穴・キメや肌質に対する治療
Ⅴ 痤瘡後瘢痕の機器治療
Ⅵ レーザー脱毛
Ⅶ 痩身治療
Ⅷ 最新の機器に対する取り組み

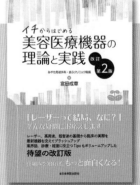

詳しい目次はこちら ▶

全日本病院出版会

〒113-0033 東京都文京区本郷3-16-4
www.zenniti.com

Tel：03-5689-5989
Fax：03-5689-8030

PEPARS No.178：40-45，2021

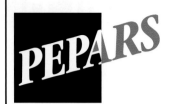

◆特集／レベルアップした再建手術を行うためにマスターする遊離皮弁

伸展 DP 皮弁

櫻井　裕之*

Key Words：内胸動脈（internal thoracic artery），穿通枝皮弁（perforator flap），組織拡張器（tissue expander），顔面再建（facial reconstruction），薄層皮弁（thin flap）

Abstract　　顔面の大きな皮膚病変に対する整容的再建手術は，様々な術式が開発された現代においても困難な課題である．外傷や悪性腫瘍切除後に生じる顔面皮膚欠損は，創閉鎖が一義的な再建目的となるため，既存の大きな遊離皮弁移植術や植皮術で対応されることが多い．しかし，母斑・血管奇形，熱傷後瘢痕等に対しては，現状よりも皮膚の色調・質感の改善が求められるため恵皮部が制限される．上胸部皮膚は，顔面皮膚との類似性から有力な恵皮部候補であり，我々は DP 皮弁を再建術式として利用してきた．しかし，実際に上胸部皮膚を広範囲顔面皮膚再建に利用するにあたっては，様々な制約や解決すべき課題も多い．DP 皮弁を広範囲顔面皮膚再建に適応させるためには，ティッシュエキスパンダー法を併用した遊離伸展 DP 皮弁移植による再建をマスターすべきと思われる．

はじめに

　DP 皮弁（deltopectoral flap）は，頸部食道再建を目的として"Pectoral skin flap"として 1965 年に Bakamjian ら[1]により報告された有茎皮弁である．第 2，3 肋間の内胸動静脈穿通枝を栄養血管とする DP 皮弁は，古典的な皮弁分類における axial pattern flap[2]の代表格でもあり，長大な有茎皮弁として挙上することができる．その後に開発された筋皮弁や，遊離空腸弁の普及に伴い，DP 皮弁が当初の目的で使用される頻度は激減した．しかし耳鼻科・頭頸部外科領域において DP 皮弁の認知度は高く，喉摘後の咽頭皮膚瘻閉鎖，頸部皮膚欠損に対する再建術式として現在でも利用されて

いる．

　上胸部皮膚は，広い面で顔面に移動されても色調・質感が優れているため，頬部，下顔面全体などの広範囲顔面皮膚再建における有用性が高い．しかし，DP 皮弁を広範囲顔面皮膚再建に利用するためには，従来の挙上法，移動法に様々な工夫を加えるなど，手技上のレベルアップが必要である．本稿においては，DP 皮弁を広範囲皮膚再建に応用するにあたって我々が行っている工夫を詳述する．

DP 皮弁を広範囲顔面皮膚再建に
利用するためのレベルアップ

　DP 皮弁を現法通りの有茎皮弁として顔面皮膚再建に用いた場合，顔面に到達する肝心な部分は血流不全をきたしやすく，delay 操作等の対策が必要であった．これに対して，1974 年 Harii らは[3]遊離 DP 皮弁による顔面皮膚再建を報告した．有

* Hiroyuki SAKURAI，〒162-8666　東京都新宿区河田町 8-1　東京女子医科大学形成外科，教授

茎皮弁から遊離皮弁への変換は，DP 皮弁において最も血行が安定する穿通枝近傍の皮膚を利用できる点で，顔面再建術式として画期的なレベルアップである．しかし，肋間動静脈穿通枝は血管茎が短く口径も小さいことから，DP 皮弁の有茎皮弁から遊離皮弁への移行は大きな広がりを見ることはなかった．一方で，前腕皮弁，広背筋皮弁，腹直筋皮弁，前外側大腿皮弁など，血管吻合がより容易な遊離皮弁の普及により，顔面再建における遊離 DP 皮弁の適応は，あまり顧みられなくなった．2001 年 Sasaki ら[4]は，DP 皮弁の栄養血管である肋間穿通枝に大胸筋・肋間筋内での剝離操作を加え内胸動静脈まで追求することで，血管茎の延長と口径の拡大を図り，遊離 DP 皮弁の血管吻合を容易なものにした．以来，我々は本皮弁を熱傷後瘢痕拘縮，母斑・血管腫[4]，悪性腫瘍切除後[5]など広範囲な顔面皮膚再建術式として頻用している．

　上胸部は通常衣服に隠れる部位であるが，若年女性においては乳房形態にも影響を与えるため，DP 皮弁採取後瘢痕の許容度は個人差が大きい．また大きな DP 皮弁採取後の創閉鎖には植皮術や有茎大胸筋皮弁などを施してきたが，新たな恵皮部の犠牲とともに上胸部瘢痕自体の醜状変形も大きな問題となる．ティッシュ・エキスパンダー（TE）法の併用は，恵皮部の犠牲軽減の観点から追加されたさらなる工夫である[6]．同時に，皮弁の thinning と拡大，さらには血管茎の増大も期待できる．手術回数は増えることになるが，遊離 DP 皮弁移植の適応となるような顔面皮膚再建例は，複数の再建対象部位が並存していることが多い．全体の治療計画の立案過程で，上胸部への TE 挿入を他の手術に組み込むことできるので，患者への負担は軽減できる．

我々が行っている遊離伸展 DP 皮弁

1．TE 挿入

　TE 挿入前にドップラー聴診器で，内胸動静脈穿通枝を確認しマーキングを行っておく．再建目的に応じてあらかじめ必要とされる皮弁の大きさを予測した上で，TE のサイズを選択する．TE 挿入は，鎖骨下縁に沿って切開を加え広頸筋上を尾側に向かって剝離し，その延長上で上胸部の皮下浅層を剝離し皮下ポケットを作成する．内側においては大胸筋膜上の鈍的剝離によりマーキングした穿通枝の損傷を回避する．可能であれば，外側部分において deltopectoral triangle での胸肩峰動脈皮枝や橈側皮静脈を確認し，伸展皮膚との交通性を絶っておく．この操作により，delay 効果として移植する上胸部皮膚の内胸動静脈穿通枝への依存度を高めることになる．

2．術前準備

　2～4 か月後十分な皮膚伸展が得られたところで，穿通枝のマーキングと大まかな皮弁デザインを行う．遊離伸展 DP 皮弁の最も良い適応は，頬部や下顔面の広範囲皮膚再建である．複雑な凹凸がなく，顔面動静脈や浅側頭動脈など皮弁配置部位近傍で移植床血管を確保しやすいからである．皮弁デザイン上の留意点としては，① 前回エキスパンダー挿入時の切開線に皮弁上縁を一致させること，② 血管茎となる穿通枝より内側の非伸展皮膚も皮弁の一部とし，移植部位で血管吻合部の被覆に利用すること，などである．

　内胸動脈穿通枝は 1 mm 以下の場合が多いが，TE 法併用により穿通枝自体の口径増大が得られ，内胸動静脈までの剝離を必要としない症例もしばしば経験される．ただ，穿通枝の発達の度合いには動静脈間で差があることがあり，拡大した穿通枝動脈に常に太い静脈が伴走しているとは限らない．したがって術前の超音波エコーで動静脈をそれぞれ確認し，伸展皮膚との位置関係がわかるように体表面上にマーキングしておく必要がある．

3．遊離伸展 DP 皮弁の挙上

　顔面皮膚の病変切除や拘縮解除を行い移植床血管が確保された時点で，必要とされる皮膚欠損を確定し，過不足のない皮弁デザインで皮弁挙上を開始する．まずは非伸展部位である血管茎周囲の剝離から始める．血管茎よりも内側で皮下浅層剝

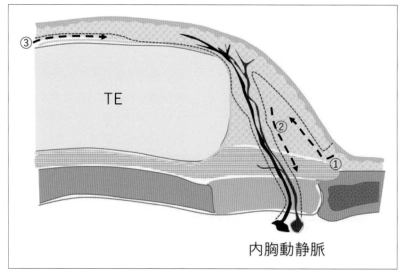

図 1. 遊離伸展 DP 皮弁の挙上法
① 血管茎内側皮下を薄層剝離
② 肋間穿通枝を確保し，必要に応じて深部に剝離を進める．
③ 皮弁外側を TE 被膜上で剝離

離を行った後，術前に確認した穿通枝を確保する（図1）．確保した穿通枝を中枢側に追求し，大胸筋膜穿通部位まで到達したところで顕微鏡下に動静脈径を確認し吻合の可否を判断する．必要に応じて大胸筋内，肋間筋内，さらには内胸動静脈まで追求し，移植床血管と吻合可能と判断されるところまで剝離を進める．血管茎が確保されたところで皮弁外側から皮弁の浅層剝離を行う．この剝離操作も TE を留置したままの方が容易である．内側に向かって剝離を進めるが TE 周囲の被膜直上を剝離している限りは血管茎損傷のリスクはない．むしろ TE を除去してしまうと，術前にマーキングした血管茎と伸展皮膚との位置関係が変化し損傷のリスクが高まると考えている．

4．皮弁移植

採取した皮弁を顔面に移動し，予め準備しておいた移植床血管に吻合する．前述の血管茎内側の非伸展皮膚は血管吻合部を被覆するのに用いられる．

代表症例

症例1：3歳，男児

生下時より左顔面に巨大色素性母斑を認める（図2-a）．レーザー治療抵抗性であったため，就学前に母斑切除と顔面皮膚再建を行うこととした．治療方針としては，眼瞼部周囲は耳介後面と左鎖骨部からの全層植皮術，左頬部は遊離伸展 DP 皮弁により再建を行い，眉毛部はその後本人，家族の希望に応じて切除術を行う方針とした．

4歳時，上下眼瞼植皮術の際に右前胸部への TE 挿入を行った．右鎖骨部切開から肋間穿通枝を損傷しないように前胸部皮下ポケットを作成し，TE（10×5 cm, 175 cc）を挿入した（図2-b）．4か月の伸展期間の後，頬部の母斑切除術と同時に遊離伸展 DP 皮弁による左頬部皮膚再建を行った．術前のカラードップラーエコー検査にて，第2肋間に動静脈ともに発達した穿通枝を確認したため，これを血管茎とする遊離伸展 DP 皮弁を挙上した（図2-c）．第2肋間穿通枝の大胸筋からの表出部位で動静脈とともに口径増大が見られ，内胸動静脈までの追求を必要としなかった（図2-d）．左側頭部において浅側頭動静脈の前頭枝を確保し前方に移行し，穿通枝動静脈と血管吻合を行った（図2-e, f）．術後経過は良好で皮弁は完全生着した．残った左眉毛部の病変部も切除を希望したため，5歳時に左前額部への TE 挿入術も追加し，就学前に母斑の完全切除を完了した（図2-g）．

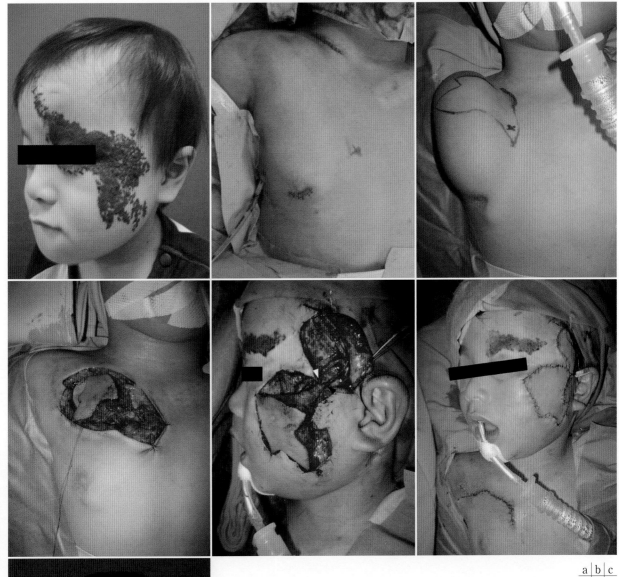

```
a b c
d e f
g
```

図 2.
症例 1：3 歳，男児．左顔面巨大色素性母斑
　　a：術前
　　b：右前胸部への TE 挿入
　　c：皮弁デザイン
　　d：皮弁挙上
　　e：血管吻合後．白頭：動脈吻合部，黒頭：静脈吻合部
　　f：就学前に母斑の完全切除を行った．

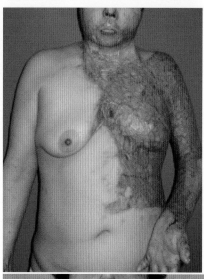

```
a
b
c  d
```

図 3-a～d.
症例 2：36 歳，女性．下顔面熱傷後瘢痕拘縮
　a：頸部～左前胸部に及ぶ熱傷後瘢痕拘縮を認める．
　b：術前デザイン．発達した第 1 肋間穿通枝の動静脈を確
　　認した．
　c：皮弁挙上
　d：皮弁移植後

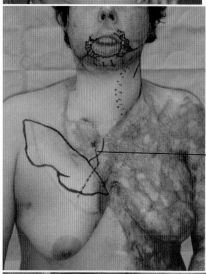

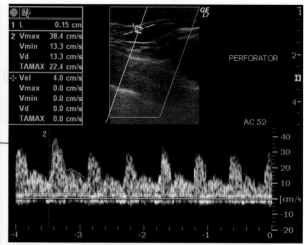

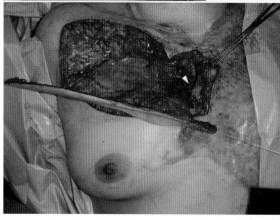

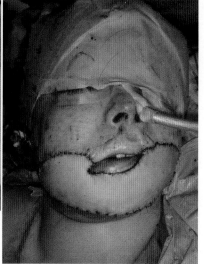

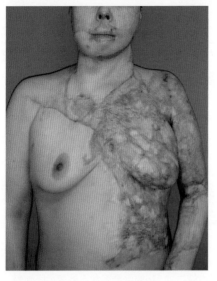

図 3-e.
症例 2：36 歳，女性．下顔面熱傷後瘢痕拘縮
　e：再建開始後 6 か月

症例 2：36 歳，女性

　着衣にコンロの火が着火し，顔面，頸部，左上肢，左胸部を中心に DDB～Ⅲ度，30％の火焔熱傷を受傷した．受傷 4 か月後に創閉鎖が完了したが，頸部～下顔面に高度な瘢痕拘縮を生じた（図 3-a）．まず，頸部瘢痕拘縮に対して遊離鼠径皮弁により拘縮解除を行った後，健常皮膚が残存する右上胸部に TE（12×7 cm，290 cc）を挿入した．2 か月の伸展期間の後，遊離伸展 DP 皮弁による下顔面皮膚再建を行うこととしカラードップラー検査を行ったところ第 1 肋間から発達した穿通枝動静脈の走行が確認されたため，これを血管茎とした（図 3-b）．まずは，下顔面の瘢痕切除を行うとともに拘縮に伴う口唇変形を完全に解除した．移植床血管として右顔面動静脈とし，上下口唇自由縁の左 1/3 は一時的に縫合閉鎖した状態で皮弁をデザインし挙上した（図 3-c，d）．術後 3 週間目に局所麻酔下に左上下口唇の分離と口角形成を行い，下顔面～頸部への拘縮解除と整容的改善を得た（図 3-e）．右上胸部の縫縮は下垂乳房の修正にも繋がり，瘢痕拘縮を伴う左乳房との対称性も改善した．

まとめ

　顔面皮膚の再建方法は形成外科医にとって重要な課題であるが，遊離伸展 DP 皮弁はその解決法の有力な候補と考えられる．犠牲を最小限に抑え，効果を最大限に高める上で，我々が行っている工夫に関して詳述した．

参考文献

1) Bakamjian, V. Y.：A two-stage method for pharyngoesophageal reconstruction with a primary pectoral skin flap. Plast Reconstr Surg. **36**：173-184, 1965.
2) McGregor, I. A., Morgan, G.：Axial and random pattern flaps. Br J Plast Surg. **26**：202-213, 1973.
3) Harii, K., et al.：Free deltopectoral skin flaps. Br J Plast Surg. **27**：231-239, 1974.
4) Sasaki, K., et al.：Deltopectoral skin flap as a free skin flap revisited：further refinement in flap design, fabrication, and clinical usage. Plast Reconstr Surg. **107**：1134-1141, 2001.
5) Sakurai, H., et al.：Squamous cell carcinoma arising in a port-wine stain with a remote history of cryosurgery. Dermatol Surg. **33**：1142-1144, 2007.
6) 櫻井裕之：【形成外科　珠玉のオペ　1 基本編—次世代に継承したい秘伝のテクニック—】遊離 DP 皮弁を用いた顔面皮膚再建. 形成外科. **60**（増刊）：S196-S201，2017.

PEPARS No.178：46-53, 2021

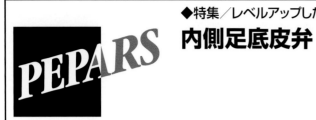

◆特集／レベルアップした再建手術を行うためにマスターする遊離皮弁

内側足底皮弁

沢辺　一馬*

Key Words：内側足底皮弁（medial plantar flap），内側足底動脈（medial plantar artery），解剖（anatomy），指再建（finger reconstruction），手掌再建（palmar reconstruction）

Abstract　　遊離内側足底皮弁はその性状が類似していることから手指再建に用いることができる．その血管茎となる内側足底動脈の走行は変異が多いが，基本的には，後脛骨動脈から外側足底動脈と分岐後は足底腱膜と短母趾屈筋の間を走行し，浅枝と深枝に分岐する．浅枝は短趾屈筋に筋枝を出しつつ母趾外転筋の底側皮膚に皮枝を出し，内側枝と内浅弓枝に分岐する．内側枝は母趾外転筋外側を走行し，内浅弓枝は短趾屈筋上を前外側方向に斜走しつつ，第1趾内側と第1趾間部に至る．内側足底動脈の内側枝と内浅弓枝の2つの血管茎として用いれば皮弁を分割することができる．深枝は外側枝と内側枝に分かれ，外側枝は深部で深足底動脈弓と吻合し，内側枝は後脛骨筋腱の舟状骨付着部付近から皮枝を出し medialis pedis flap として用いられる．血管吻合時の工夫として移植床で内側足底動脈の近位と遠位を flow-through 型に吻合したり，後脛骨動脈と外側足底動脈の一部を T 字型に採取して flow-through 型に移植することもできる．内側足底神経の皮枝採取時に第1趾内側の趾神経を損傷せぬよう split していく必要がある．

はじめに

　内側足底皮弁は，その特徴的な皮膚軟部組織性状と良好な血流，そして知覚皮弁として挙上可能な点より同側足底荷重部への有茎皮弁が最もよい適応であるが[1~5]，遊離皮弁として手指再建も報告されている[6)7]．本論文では，内側足底皮弁の解剖と皮弁の挙上，および移植時の工夫を手指の再建を中心に症例とともに提示する．

解　剖[1~4)8)~13]（図1~3）

　内側足底動脈の解剖は，教科書，論文によって異なっている．これはすなわち血管走行や分岐に変異が多いことを示唆しており，これを念頭に置いて手術を行う必要がある．本文ではこれらの異なった見解の論文と筆者の臨床経験から考察を加えながら記していく．

1．筋・筋膜組織

　まず，内側足底動脈の解剖を記載するうえで必要な筋，筋膜組織の説明を行っておく．

A．屈筋支帯

　浅層は下腿筋膜の補強されたもので内果から踵骨隆起とアキレス腱後面に至り，深層はその深部で後脛骨筋腱，長趾屈筋腱を，さらに後方で長母趾屈筋腱をおのおの覆っているが，その浅層と深層の間を後脛骨動脈と脛骨神経が走行する．

B．母趾外転筋

　踵骨隆起の内側突起と近接する足底腱膜，屈筋支帯の遠位部を起始部とし，母趾内側種子骨に至る．

C．足底腱膜

　踵骨隆起から足底遠位に長軸方向の線維組織が足底遠位では横方向の線維成分が交差する．周囲は薄い足背筋膜に移行する．

* Kazuma SAWABE，〒614-8366　八幡市男山泉19　美杉会男山病院整形外科，部長

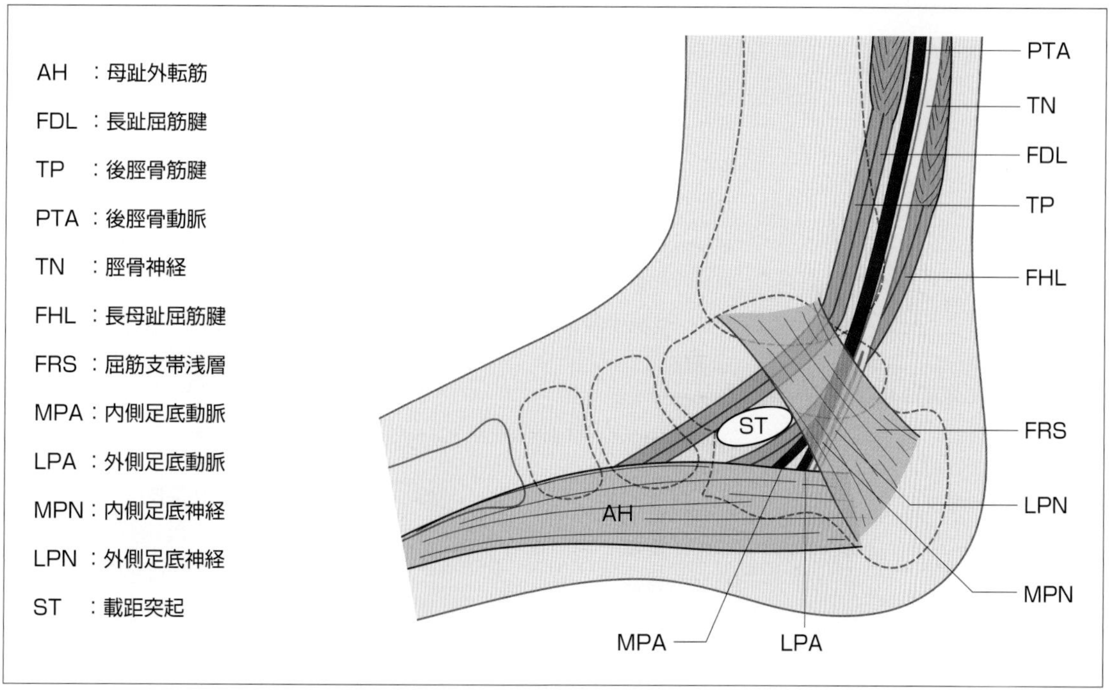

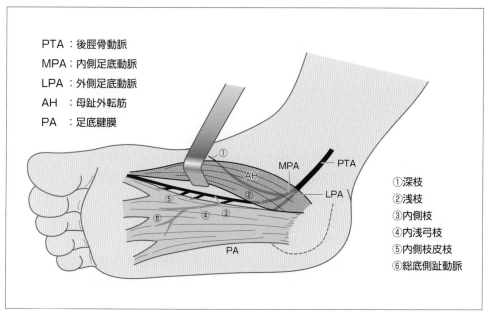

図 1.

図 2.

D．内側中隔

　足底腱膜内側から連続する矢状面の成分で，踵骨，舟状骨，内側楔状骨および第1中足骨に至っている．内側中隔は内側楔状骨付近までは比較的密な組織である．

E．短趾屈筋

　足底腱膜の背側深部にあり，踵骨隆起の内側突起，足底腱膜，内側中隔から起始し，二股に分かれて第2〜5趾中節骨両側に停止する．

2．血　管

　後脛骨動脈は，下腿遠位を後脛骨筋腱や長趾屈

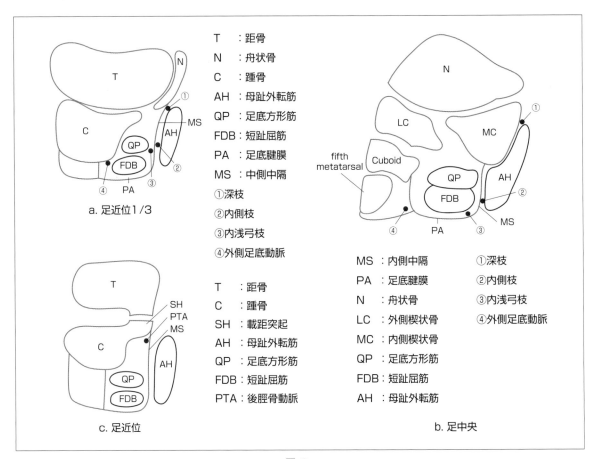

（文献 10 より引用改変）

図 3.

筋腱, 脛骨神経とともに末梢へ走行し, それらとともに屈筋支帯に覆われていく. その後, 内側中隔起始部の裂孔を外側に横切り, 載距突起後縁 1 cm 以内で内側足底動脈と外側足底動脈に分岐し, 足底腱膜と短母趾屈筋の間を走行する. 内側足底動脈はまもなく, 浅枝と深枝に分岐し, 浅枝は短趾屈筋にも筋枝を出しつつ母趾外転筋の底側の皮膚に主に 2~4 本の皮枝を出し, その内頭側にも皮枝を出す. 浅枝はさらに内側枝と内浅弓枝に分岐する. 前者は母趾外転筋外側を走行し, 後者は短趾屈筋上を前外側方向に斜走しつつ, 最終的に第 1 趾内側と第 1 趾間部に至るものが最も多く, 浅総底側趾動脈として 4 趾に分岐する場合もある. 一方, このように分岐するのは非常に少なく, また, 稀であるとする報告もある. 並木は足立[14]の報告にほぼ一致している[1)2)]との結果を得ており, 筆者の経験上も少なくとも内側足底動脈浅枝は内

側枝と内浅弓枝に分岐すると考えている.
　深枝は外側枝と内側枝に分かれ, 外側枝は深部で深足底動脈弓と吻合し, 内側枝は後脛骨筋腱の舟状骨付着部付近から皮枝を出し, これを用いた皮弁が medialis pedis flap[15]として用いられている. この深枝についても, ほぼ安定して存在するという報告と, 欠損症例もあるとする報告もある. また, 先述した後脛骨動脈が内側中隔起始部付近の裂孔を内側から外側に横切り, 内側足底動脈と外側足底動脈が内側中隔の外側を走行するとする報告や, 内側足底動脈は横切らずに中隔の内側を走行するとするものもある. 筆者の認識は, 内側中隔を外側へ横切った後脛骨動脈が内側と外側足底動脈に分岐し, 内側足底動脈の内側枝が内側中隔の内側を, 内浅弓枝は外側を走行すると考えている. したがって, 分割皮弁を考える時は, 足底腱膜内側 1 cm 程度を含めて挙上し, 内側中

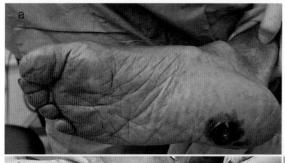

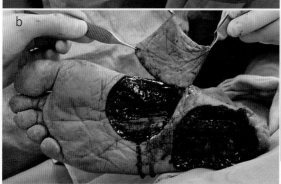

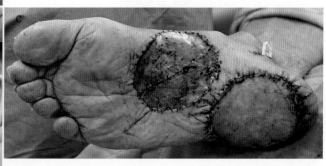

図 4.
症例 1：67 歳，男性
　a：右踵部悪性黒色腫症例
　b：悪性黒色腫切除，皮弁挙上時
　c：踵部は有茎内側足底皮弁移植を行い，皮弁採取
　　部は鼠径部からの全層皮膚移植術を行った．

隔より外側で，足底腱膜と短趾屈筋の間の層で内浅弓枝を確認し皮弁を挙上するようにしている[6]．また，分割しない内側足底皮弁を採取する際も，良好な血流を期待して同様に足底腱膜の内側を一部付けて挙上している．

3．神 経

内側足底神経は足底非荷重部への皮枝のみを含めればよいので，慎重に末梢から分離するが，第 1 趾内側の知覚枝の損傷せぬよう split していく必要がある．しかし，必要な長さが得られぬ場合は第 1 趾内側の知覚脱失の可能性について患者さんのインフォームドコンセントを得ておくべきであろう．

皮弁の挙上

皮弁の全周を切開し，まず，内側で母趾外転筋に沿って外側深部へと剥離を進め，内側足底動脈内側枝や皮枝が確認できれば動脈遠位の切離を行う．外側からも内側へと挙上していくが，その際，足底腱膜の内側は 1 cm ほど皮弁に含めて挙上する．こうすることで，内浅弓枝が存在すれば，足底腱膜と短趾屈筋との間に確認でき，皮枝の温存もできるためである．確認できれば，それらも皮弁に含めて挙上していく．内側足底神経についてはその皮枝を近位に挙上し，第 1 趾内側趾神経の損傷を生じぬよう慎重に split していく．遠位から

の挙上と同時に，近位側，すなわち後脛骨動脈側からの挙上も行っていく．後脛骨動脈の内側足底動脈と外側足底動脈分岐部は載距突起後縁付近であり，屈筋支帯と母趾外転筋付着部付近になるので，必要に応じ母趾外転筋起始部はいったん切離することも検討する．

血管茎の採取は移植床血管の状態によって様々な方法が考えられる．内側足底動静脈を移植床血管へ端々吻合，端側吻合などが一般的であるが，指への移植であれば，内側足底動脈の近位も遠位も移植床に flow-through 型に吻合したり，橈骨動脈や尺骨動脈，浅掌動脈弓などの比較的径の太い血管へ吻合する場合は，後脛骨動脈と外側足底動脈の一部を T 字型に採取し，移植床に flow-through 型に移植するようにしている．また，その際は，採取部の後脛骨動脈と外側足底動脈を端々吻合し，足血流の犠牲を少なくする．

症 例

1．踵部悪性黒色腫症例（症例 1：図 4）

有茎内側足底皮弁は同側足荷重部再建に最もよい適応である．

移動が少なく手術も比較的簡便に済み，質的，量的にも適合した知覚を有する組織を良好な血流で移植することができる．

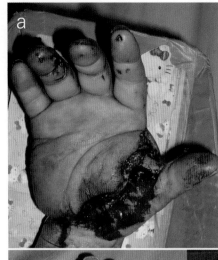

図 5.
症例 2：40 歳，男性
　a：機械に巻き込まれ右手掌を受傷した．
　b：術後 1 か月で壊死組織を伴う潰瘍を認め，遊離内側
　　　足底皮弁移植術を施行した．
　c：術後 10 か月時点で，やや bulky であるが，日常生
　　　活や仕事で支障なく除脂肪術は希望されなかった．

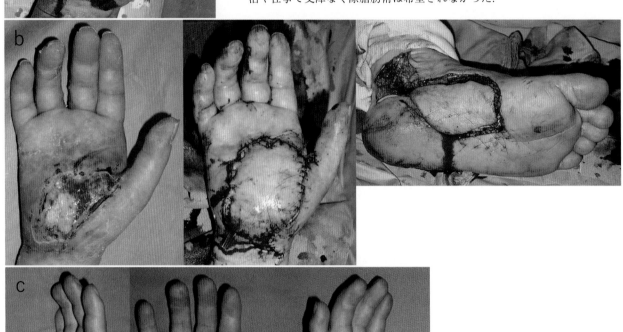

2．手掌再建（症例 2：図 5）

　手掌の浅い損傷であれば足底非荷重部や内果尾側からの全層植皮の適応であるが，皮膚軟部組織や手掌腱膜に至るような損傷の場合は，遊離内側足底皮弁での再建が適応となる．足底皮膚軟部組織の厚い症例では，やや bulky な印象はぬぐえな

いが，手術時間の制限がなく丁寧に除脂肪を行えるなら，初回手術でそのような処理を行えばよい．本症例では，橈骨動脈までの距離が短いため内側足底動脈のみを採取し，橈骨動脈へ端側吻合した．

3．指再建（症例 3：図 6）

　指も浅い損傷であれば足底非荷重部や内果尾側

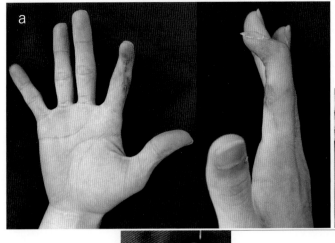
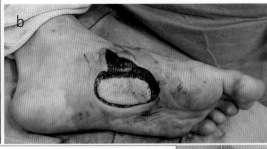
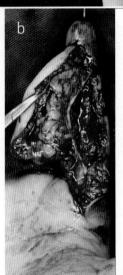
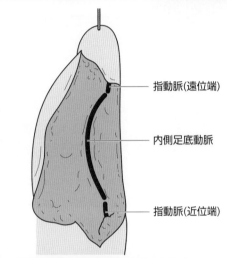

指動脈(遠位端)

内側足底動脈

指動脈(近位端)

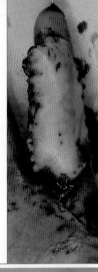
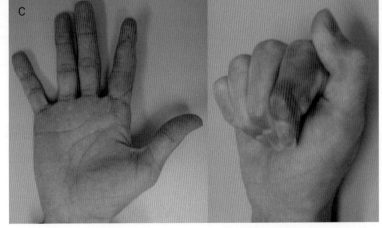

図 6.
症例 3：24 歳，男性
　a：右示指掌側橈側を中心に瘢痕拘縮を
　　認める.
　b：内側足底動脈を flow-through 型に
　　橈側指動脈を再建するように遊離内側
　　足底皮弁を移植した.
　c：術後 10 か月の時点で，それほど
　　bulky さは目立たず，拘縮も改善して
　　いる.

からの全層植皮術の適応である. 屈筋腱腱鞘に及ぶような損傷の場合は遊離内側足底皮弁や medialis pedis 皮弁のような足底からの皮弁移植が必要になる.

　症例 3（図 6）は 24 歳，男性で，機械で右示指を受傷し，約 5 か月で紹介受診となった. 内側足底動脈を flow-through 型に中枢と末梢側指動脈と吻合し指動脈再建も行った. 本症例は内側足底皮膚軟部組織が比較的薄く，指への移植ではあるが，術後 10 か月の時点で bulky さはあまり目立っていない.

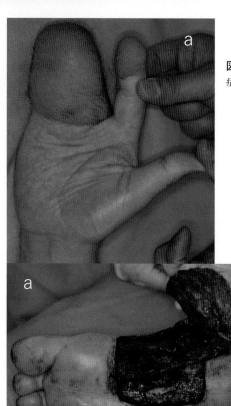

図 7.

症例 4：57 歳，男性

a：右中，環，小指デグロービング損傷後腹部皮弁による合指症
例に対し，遊離分割内側足底皮弁を行った．分割は内側枝と内
浅弓枝の間で行い，中指と環指におのおのを移植した．また，
尺骨動脈への吻合の際には，T 字型に採取した後脛骨動脈と外
側足底動脈を，いったん切断した尺骨動脈に吻合した．

Arrow：内側枝，Arrowhead：内浅弓枝，点線：分割線，PA：
足底腱膜

b：小指へは反対側の遊離内側足底皮弁を行い，術後 10 か月時点
で bulky ではあるが，循環不全は生じず，日常生活や仕事で使
用している．

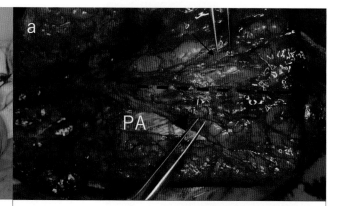

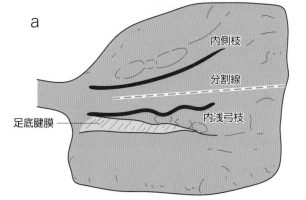

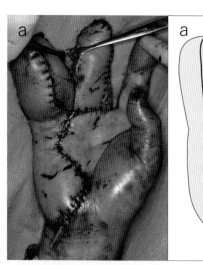

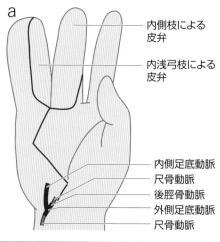

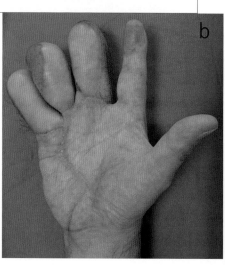

4．分割内側足底皮弁による指再建（症例4：図7）

デグロービング損傷などの複数指損傷で腹部皮弁を用いて被覆後分離すると，しばしば血流低下を生じ，寒冷時の冷感，潰瘍形成など血流不全症状を呈することが知られている[6]．内側足底動脈浅枝は内側枝と内浅弓枝に分岐すると考え筆者は手術を行っており，その2本の分岐を利用し，腹部皮弁で合指になっている症例の指分離に際し，その血流改善も併せて再建している．穿通枝皮弁などを行えればよいが，デグロービング損傷症例の指動脈は利用できず，少ない血管で多くの指の再建ができることが望ましい．

症例4(図7)は中指，環指，小指の分離に際し，まずは中指と環指の分離を遊離分割内側足底皮弁で再建した．尺骨動脈をいったん切断し，その間に，T字型に採取した後脛骨動脈と外側足底動脈を吻合し手の血流の温存も図った．また，採取部の後脛骨動脈と外側足底動脈とも吻合し，足の血流の温存も行った．

結　語

内側足底皮弁を用いるにあたり，必要な解剖と考察，それに基づいた挙上法と移植法，その工夫を記した．

参考文献

1) 並木保憲：足底非荷重部を利用した島状皮弁の血管解剖．日形会誌. **7**：130-140, 1987.
   Summary　内側足底皮弁に必要な詳細な解剖が記されている．

2) 並木保憲，鳥居修平：足底非荷重部を利用した皮弁作製に必要な局所解剖．形成外科. **31**：682-689, 1988.
   Summary　内側足底皮弁に必要な詳細な解剖が記されている．

3) Reiffel, R. S.：Plantar Artery-Skin-Fascia Flap. Grabb's Encyclopedia of Flaps. 2nd. ed. Strauch, B., et al., ed. 1843-1847, Lippincott-Raven, Philadelphia, 1998.
   Summary　ほぼすべての皮弁が記されており，

手術前には一読するとよい教科書である．

4) Martin, D., et al.：Medial Plantar Flap. Grabb's Encyclopedia of Flaps. 2nd. ed. Strauch, B., et al. ed. 1848-1850, Lippincott-Raven, Philadelphia, 1998.
   Summary　ほぼすべての皮弁が記されており，手術前には一読するとよい教科書である．

5) 沢辺一馬ほか：内側足底動脈前進皮弁による足底遠位荷重部潰瘍の再建．日形会誌. **22**：392-396, 2002.

6) 沢辺一馬ほか：分割内側足底皮弁の経験―内側足底皮弁の血行動態による分割―．日マイクロ会誌. **19**：343-348, 2006.

7) 沢辺一馬：【遊離皮弁による四肢再建のコツ】遊離皮弁を用いた上肢新鮮外傷の一期的再建．PEPARS. **17**：1-9, 2007.

8) 平瀬雄一：内側足底皮弁：やさしいマイクロサージャリー―遊離組織移植の実際―. 221-231, 克誠堂出版, 2004.
   Summary　皮弁に必要な解剖などをコンパクトにまとめた優れた教科書である．

9) Cormack, G. C., Lamberty, B. G. H.：Arterial anatomy of skin flaps. 2nd ed. 264-267, Churchill Livingstone, Philadelphia, 1994.
   Summary　全身の皮膚血行が詳細に記されており，再建外科医には必須の教科書である．

10) Ling, Z. X., Kumar, V. P.：The myofascial compartments of the foot A CADAVER STUDY. J Bone Joint Surg(Br). **90**-B：1114-1118, 2008.

11) 木下行洋：足底・足背の再建．形成外科ADVANCEシリーズ I -2 四肢の形成外科 最近の進歩. 188-199, 克誠堂出版, 1993.

12) Orbay, H., et al.：Vascular anatomy of plantar muscles. Ann Plast Surg. **58**：420-426, 2007.

13) Hoppenfeld, S., deBoer, P.：The ankle and foot. Surgical exposures in Orthopaedics the anatomic approach. 3rd ed. 607-675, Lippincott Williams & Wilkins, Philadelphia, 2003.
   Summary　整形外科手術教科書であるが，きれいなイラストとわかりやすい解説で様々な手術の検討に役立つ．

14) Adachi, B.：Das Arteriensystem der Japaner. 215-291, Maruzen, Kyoto, 1928.

15) Masquelet, A. C., Romana, M. C.：Medialis Pedis Flap. Grabb's Encyclopedia of Flaps. 2nd. ed. Strauch, B., et al. ed. 1865-1871, Lippincott-Raven, Philadelphia, 1998.

明日の足診療シリーズ I

足の変性疾患・後天性変形の診かた

好 評

監修　**日本足の外科学会**

日本足の外科学会監修のシリーズ第一弾！

足の外科診療における最先端の知識を全4冊のシリーズで網羅。その第一弾となる本書では「変性疾患・後天性の変形」についてをぎゅっとまとめました。<u>文献 review</u> ともなる構成で、巻末には、便利な文献サマリー一覧付き！

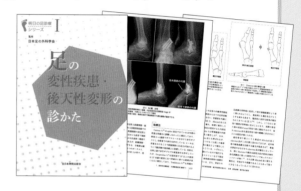

2020 年 12 月発行　B5 判　266 頁
定価 9,350 円（本体 8,500 円＋税）

目 次

I章　総　論
1. 足の解剖
2. 診　断
3. 保存療法

II章　変性疾患・後天性の変形
1. 変形性足関節症
　1）病態・診断・保存的治療
　2）鏡視下デブリドマン
　3）低位脛骨骨切り術
　4）遠位脛骨斜め骨切り術
　5）人工足関節置換術
　　（TNK、人工距骨、Combined TAA）
　6）人工足関節置換術（FINE）
　7）人工足関節置換術（TM ankle）
　8）関節固定術（直視下）
　9）関節固定術（鏡視下）
　10）Distraction arthroplasty

2. 扁平足障害
　1）小児扁平足の病態・診断・治療
　2）成人扁平足　定義・解剖・分類・症状と診断・バイオメカニクス
　3）成人扁平足　病期分類とそれに基づいた治療法
　　① Stage 1 に対する治療
　　② Stage 2 に対する治療
　　③ Stage 3, 4 に対する治療
3. 距骨壊死
4. 距骨下関節症
5. リスフラン関節症
6. 外反母趾
　1）病態・診断・保存的治療
　2）DLMO 法・小侵襲手術
　3）近位骨切り術
　4）遠位骨切り術
　5）第 1 中足骨骨幹部骨切り術
　6）Lapidus 変法、CMOS
7. 強剛母趾
8. ハンマー趾、槌趾、鉤爪趾（MTP 関節脱臼を含む）、内反小趾

さらに詳しくはこちら

全日本病院出版会　〒113-0033　東京都文京区本郷 3-16-4　Tel:03-5689-5989
www.zenniti.com　　Fax:03-5689-8030

PEPARS No.178：55-63, 2021

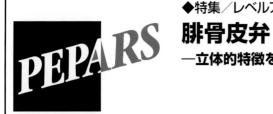

◆特集／レベルアップした再建手術を行うためにマスターする遊離皮弁

腓骨皮弁
―立体的特徴を考慮に入れた採取側の決定法―

八木　俊路朗*

Key Words：腓骨皮弁(fibular flap)，マイクロサージャリー(microsurgery)，再建(reconstruction)，採取側(donor side)

Abstract　　遊離腓骨皮弁は長い長管骨を持ち，骨切りを行うことによって下顎や四肢における様々な形状の骨欠損に対して有用な再建材料である．しかし，皮島を含めて再建に用いる場合，皮島に入る穿通枝に無理な力がかかるように腓骨皮弁を欠損部に固定すると皮島の血流が悪くなる危険性がある．
　　本稿では腓骨皮弁を採取する際に必要となる下腿の解剖と手術手技を述べるとともに，我々がどのように腓骨皮弁の採取側を決定しているかを解説する．

はじめに

　腓骨皮弁の臨床応用は，1975 年に Taylor[1] によって報告された下腿開放骨折による血管柄付き遊離移植が最初とされる．さらに，1989 年 Hidalgo[2] が皮島付き骨弁として下顎再建に用いて以降，腓骨皮弁は広く用いられるようになった．腓骨皮弁は長い長管骨を持ち，欠損の形に合わせて骨切りをすることができるといった利点がある一方，皮島の血流が不安定であると言われている．これは腓骨皮弁は主に腓骨，血管茎および皮島からなる 3 つの要素で構成されるが，セッティングの際の自由度は小さく，無理な力を加えて皮島を縫着すると，下腿後筋間中を通る皮膚穿通枝の血流が悪くなるためと考えられる．左右の腓骨皮弁の断面は線対称であり，立体的に異なるものである．皮島の血流不全を予防するため，どちらの下腿から腓骨皮弁を採取するかを考慮する必要がある．

皮弁の血管解剖

　腓骨皮弁の栄養血管は腓骨動脈である．膝窩動脈からまず前脛骨動脈が分枝し，その後本幹は骨間膜後面を走行し後脛骨動脈と腓骨動脈に分かれる．腓骨動脈は腓骨の中心 1/2 で腓骨に沿うように長母趾屈筋内を走行する．腓骨動脈から細かい分枝が腓骨内に流入し，これらによって腓骨が栄養される．さらに腓骨動脈からは皮膚に向かう皮膚穿通枝を出す．皮島を付けて採取する場合，この皮膚穿通枝を皮島に含める必要がある（図 1）．皮膚穿通枝は腓骨頭と外顆の中点付近に存在することが多いとされる[3]．皮膚穿通枝は走行により下腿後筋間中隔を走行し皮膚を栄養する Septocutaneous perforator と長母趾屈筋やヒラメ筋を貫

* Shunjiro YAGI, 〒683-8504　米子市西町 36 番地 1　鳥取大学医学部形成外科，准教授

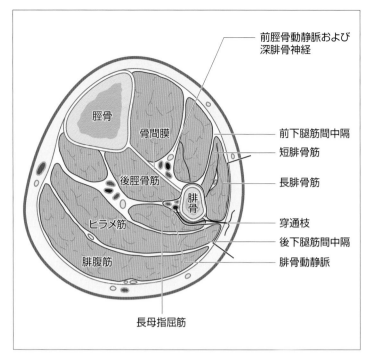

図 1.
下腿および腓骨皮弁（青線）の断面図

図中のラベル:
前脛骨動静脈および深腓骨神経
脛骨
骨間膜
短腓骨筋
長腓骨筋
後脛骨筋
腓骨
穿通枝
後下腿筋間中隔
腓骨動静脈
ヒラメ筋
腓腹筋
前下腿筋間中隔
長母指屈筋

通した後に皮膚に達する Musculocutaneous perforator, Septomusculocutaneous perforator がある．筋肉内を走行する皮膚穿通枝の剝離は手技が煩雑になり，皮膚穿通枝を損傷する危険性が増す．ヒラメ筋を貫通した皮膚穿通枝が腓骨動脈から分枝していない場合もある．そのため術前に下腿の造影 CT を撮影し Septocutaneous perforator の存在を確認することは有用である．Septocutaneous perforator を含めることにより腓骨皮弁の採取が容易になる．腓骨動脈が前脛骨動脈から分枝する場合や，後脛骨動脈の発達が不良である場合があり，また下腿の血管病変を確認する意味でも下腿の造影 CT は必須と考える．

腓骨皮弁の採取法

大腿から足にかけて下肢全体を消毒する．術中に皮膚穿通枝の拍動を確認しながら手技を進めるため，また採取部の皮膚欠損部は最終的に大腿からの皮膚移植により被覆するといった理由でターニケットは巻かない．

腓骨頭，外顆にマーキングする．総腓骨神経を損傷しないために頭側の骨切り線は腓骨頭より尾側に 5 cm 以上離し，また足関節温存のために尾側の骨切りは外顆より 5 cm 以上頭側に離す．造影 CT で確認した皮膚穿通枝を皮島に含めるようにする．皮膚穿通枝は長短腓骨筋とヒラメ筋との境界から出てくるので，この境界を中心に皮島をデザインする（図 2-a）．

皮膚切開は皮島後方から行う．筋膜下まで到達し，腓腹筋を確認する．筋膜の切開が後下腿筋間中隔の前方に超えないように腓腹筋上に切開を進める．この切開が終わった後に筋膜と皮膚をナイロン糸で縫合し，助手に牽引させ腓腹筋およびヒラメ筋上をメスで剝離する．皮膚穿通枝を見つけたら，ヒラメ筋と皮膚穿通枝との剝離を行う（図 2-b）．

その後，皮島前方の切開を行う．後方の切開と同様に筋膜を切開し，この際，浅腓骨神経は温存する．下腿後筋間中隔まで筋膜下で剝離を進め，腓骨外側面から長短腓骨筋を剝離する．下腿後筋間中隔を通して透けて見える皮膚穿通枝周囲の長短腓骨筋を一部付着させることにより血管損傷を防げる．前方の切開から腓骨に沿って周囲の筋肉の剝離を進める．筋こうなどで深腓骨神経と前脛骨動静脈を保護し骨間膜まで達する（図 2-c）．頭側，および尾側の腓骨の骨切りを行った後に，骨間膜を切離すると視野が良くなる．後方に戻り，モスキートなどで長母趾屈筋の筋線維を一層ずつ

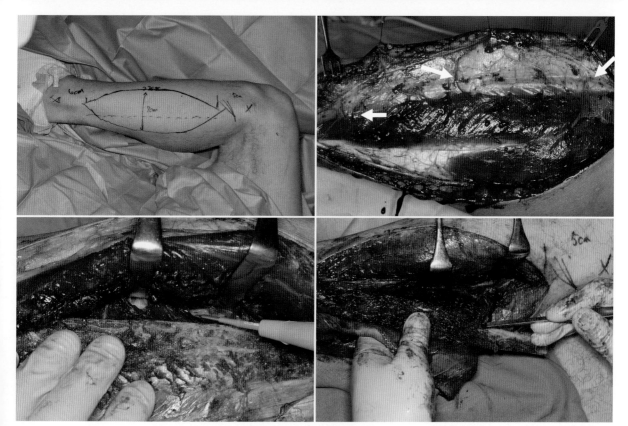

図 2．遊離腓骨皮弁採取法

a：遊離腓骨皮弁のデザイン
b：皮弁の後方を切開し，皮膚穿通枝を確認する（矢印）．
c：筋こうで神経，血管を保護しながら筋肉を切離する．
d：腓骨から血管茎を剝離し必要な血管茎の長さを得る．

<table>
<tr><td>a</td><td>b</td></tr>
<tr><td>c</td><td>d</td></tr>
</table>

すくい，電気メスで切離していく．周囲の組織から腓骨皮弁が完全に切り離されたのちに血管茎の剝離を行う．腓骨に付着している腓骨動静脈および長母趾屈筋をエレバラスパで剝離し，必要な血管茎の長さを得る（図 2-d）．その後，骨の断端および皮島の血流が良好であることを確認した後に血管茎を結紮し切り離しを行う[4]．

腓骨皮弁採取部の合併症

腓骨皮弁採取による合併症は採取部の感染や植皮の生着不良など局所の処置で対応できるものも含めると約 30％に起こると報告されており[5]，比較的高頻度に発生する．

1．下腿の循環不全による合併症

下肢の循環障害による合併症は重篤になることが多いので特に注意が必要である．循環障害による合併症には下腿主要動脈の損傷やコンパートメ

ント症候群が挙げられる．主要動脈を損傷しないように操作するのは当然であるが，不用意に分枝を切断して腓骨筋やヒラメ筋の血流が悪くなり，採取部に行う植皮が生着不良に陥るのを防ぐ必要がある．また，コンパートメント症候群を起こさないように，緊張がある場合は無理に皮弁採取部を縫縮せず植皮を行う方が賢明である．

2．腓骨神経麻痺による合併症

腓骨神経麻痺を予防するために，腓骨頭を回って走行する深腓骨神経を損傷しないように注意する．術中に深腓骨神経の走行を確認することが大切である．また，長時間にわたり筋こう等で深腓骨神経を圧迫することを避けるよう注意を払う．

3．母趾変形

長母趾伸筋の腓骨からの剝離による瘢痕形成により槌趾変形が起こる．この変形は母趾だけでなくⅡ趾，Ⅲ趾にも見られることがある．この変形

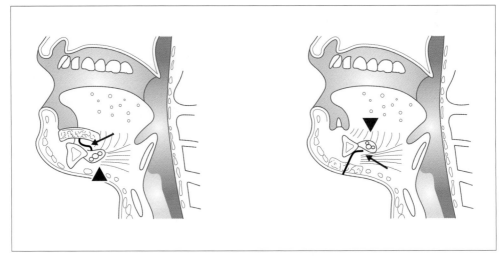

図 3. 腓骨皮弁の皮島を口腔内に固定する場合（左）と顔面皮膚側に固定する場合（右）
皮島を口腔内および顔面皮膚側どちらに固定する場合でも後下腿筋間中隔が腓骨の裏面を
通ることにより，穿通枝に無理な力がかかることを防ぐことができる（矢印）．

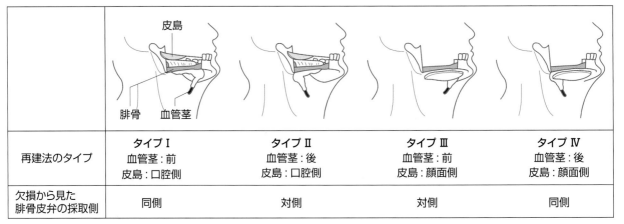

	タイプⅠ	タイプⅡ	タイプⅢ	タイプⅣ
再建法のタイプ	血管茎：前 皮島：口腔側	血管茎：後 皮島：口腔側	血管茎：前 皮島：顔面側	血管茎：後 皮島：顔面側
欠損から見た 腓骨皮弁の採取側	同側	対側	対側	同側

図 4. 遊離腓骨皮弁を用いた下顎再建のタイプ分類と腓骨皮弁の採取側（文献 6 より改変引用）

が起こると歩行時に母趾先が床に当たり痛みを伴
う．槌趾変形の予防のために患者自身による足趾
のストレッチを術後に指導している．

遊離腓骨皮弁を用いた下顎再建

腓骨皮弁は腓骨，血管茎および皮島の 3 部位か
らなり，腓骨と皮島は下腿後筋間中隔を介してつ
ながっており，その中を皮膚穿通枝が通る．腓骨は
腓骨外側面（長・短腓骨筋の起始部分）をプレート
で固定する．腓骨および皮島を欠損部に固定する
際に下腿後筋間中隔に緊張がかからないようにす
ることで皮膚穿通枝の血流が良好に保たれると考
える．このように腓骨皮弁を固定するために，左右
どちらの下腿から腓骨皮弁を採取するか考慮する

ことが必要である．皮島を口腔内側に用いる場合，
または顔面の皮膚側に用いる場合でも下腿後筋間
中隔皮膚穿通枝に緊張がかからないように腓骨皮
弁をセッティングすることが重要である（図 3）．

＜採取側の決定＞

どちらの下腿から腓骨皮弁を採取するかを決め
る要素は，① 血管茎を出す方向（前方または後
方），② 皮島を用いる欠損の部位（口腔内または顔
面皮膚）の 2 点であり，これらを組み合わせると再
建法は 4 タイプに分けられる（図 4）[6]．

よく経験すると思われる下顎歯肉癌などで口腔
内と片側下顎骨の再建を要する症例に対し，血管
茎を後方に出して血管吻合を行うと計画した場
合，再建法はタイプⅡであり，下顎骨の欠損とは

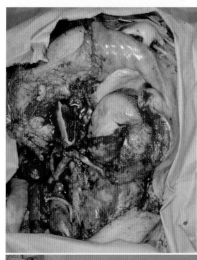

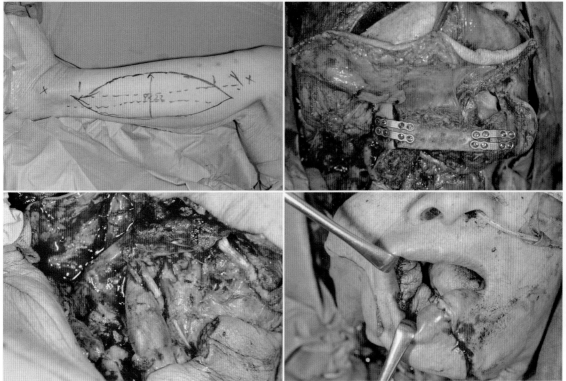

図 5.
症例 1
 a：欠損部
 b：左下腿の腓骨皮弁デザイン
 c：腓骨を下顎骨に固定したところ．血管茎は後方か
　 ら出し，皮島は口腔側の欠損部に縫着した．
 d：右頸横動脈と右内頸静脈に吻合した．
 e：口腔内に縫着された皮島

反対の下腿から採取すると理想的な腓骨，皮島および皮膚穿通枝のセッティングができる．下顎骨の欠損が正中を超える場合でも血管吻合を行う側の頸部を基準にして再建法のタイプを分類し，適切な遊離腓骨皮弁採取側を決定することで対応できる．

症例 1：75 歳，女性．右下顎歯肉癌

右下顎歯肉癌に対し右頸部郭清および腫瘍切除後に遊離腓骨皮弁により再建した症例である（図 5）．欠損は右下顎骨，口腔粘膜，および右頬部の皮膚欠損であった．右頬部の皮膚欠損は縫縮により閉鎖した．腓骨皮弁で再建すべき欠損が下顎骨および口腔粘膜であり，また血管茎を後方より出し，右頸横動脈と右内頸静脈に吻合することを計画したため，再建法のタイプは II となった．したがって，腓骨皮弁を左下腿から採取することとした．腓骨を残存する下顎骨に固定したのちに，顕微鏡下で血管吻合を行い，皮島は口腔内の欠損に縫着した．採取部は植皮にて閉創した．

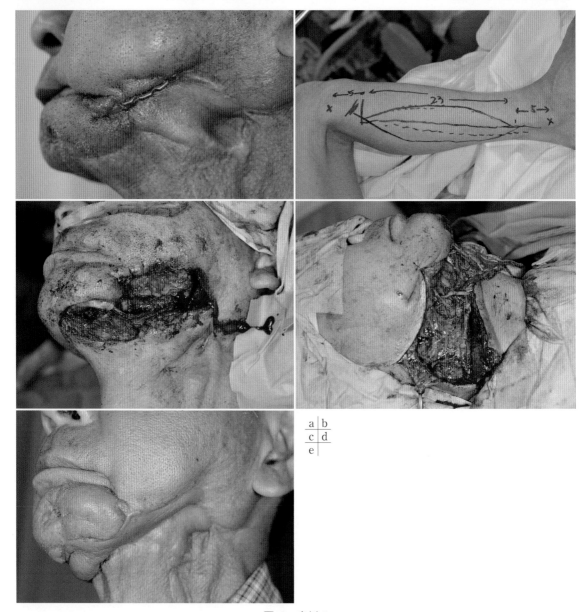

図 6. 症例 2

a：術前
b：右下腿の腓骨皮弁デザイン
c：欠損部
d：腓骨を固定した後，血管茎は右顔面動脈および右外頸静脈に吻合した.
e：術後 1 年

症例 2：66 歳，男性．左下顎再建プレート露出
　20 年前に左下顎歯肉癌に対し左頸部郭清およ
び下顎骨区域切除され，再建プレートによる下顎
再建および遊離前腕皮弁による口腔内欠損の被覆
がなされた．その後再建プレートが左下顎部の皮
膚より露出し，下顎骨再建と皮膚の被覆目的に紹

介受診となった（図 6）．前回手術の詳細は不明で
あったので，移植床血管は対側に求めることとし
た．腓骨で下顎骨を再建し，皮島は顔面皮膚を覆
い，血管茎は前方より出すこととなるので，再建
法のタイプは III となり，腓骨皮弁は下顎骨欠損部
に対し対側である右下腿より採取する計画とした.

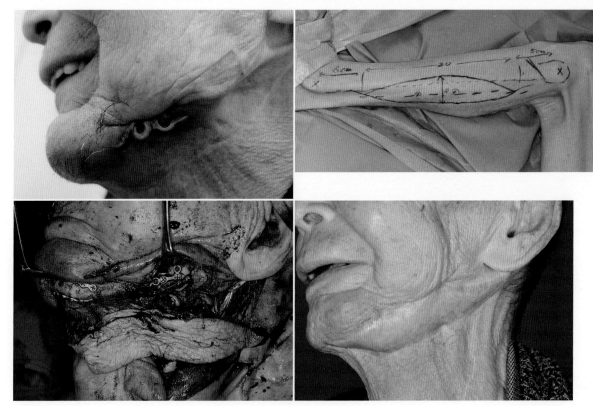

a	b
c	d

図 7. 症例 3
a：術前
b：左下腿の腓骨皮弁デザイン
c：腓骨を固定した後，血管茎後方より左上甲状腺動脈および内頸
　静脈に吻合した．
d：術後 1 年

前回手術瘢痕に沿って切開し，露出した再建プレートを除去するとともに露出部周囲の皮膚のデブリードマンを行った．切開を右頸部に延長し，右顔面動脈および右外頸静脈を移植床血管として準備した．腓骨を残存下顎骨に固定したのちに顕微鏡下に血管吻合を行った．皮島は顔面皮膚の欠損部に縫着した．

症例 3：75 歳，男性．左下顎再建プレート露出
下顎骨再建プレートの露出症例である．中咽頭がんに対し放射線照射がなされ，5 年後に下顎骨骨髄炎を発症したため下顎骨区域切除および再建プレートによる下顎骨再建が施行された．その 3 年後に再建プレートが左下顎部の皮膚より露出したため，再建目的に当科紹介受診となった（図7）．遊離腓骨皮弁の腓骨部分で下顎骨再建を行い，皮島で左下顎部の皮膚欠損を被覆し，血管茎は後方に出し左頸部の移植床血管に吻合することを計画した．

再建法のタイプは IV となるため，下顎欠損の同側である左下腿より遊離腓骨皮弁を採取した．腓骨を下顎骨に固定した後，顕微鏡下にて血管茎を左上甲状腺動脈および内頸静脈から分枝している 2 本の静脈に吻合した．皮島は顔面皮膚の欠損部に縫着した．

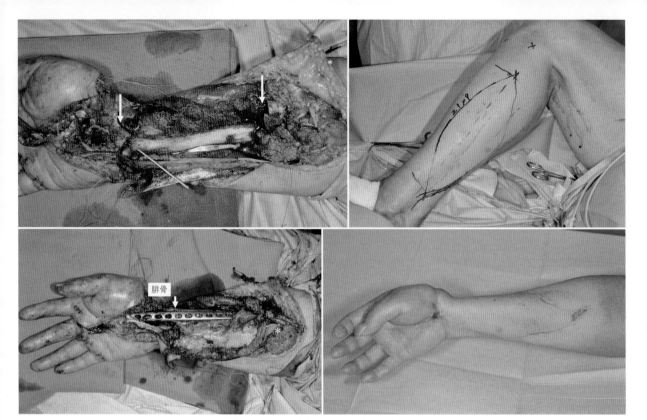

図 8. 症例 4（文献 7 より改変引用）

| a | b |
| c | d |

a：右前腕欠損部．橈骨切除断端（矢印）
b：左下腿の腓骨皮弁デザイン
c：腓骨の固定（矢印）と血管吻合部（アスタリスク）
d：術後 1 年

遊離腓骨皮弁を用いた他の再建

遊離腓骨皮弁を用いた下顎再建のみならず，他の部位に用いる場合でも立体的な特徴を念頭に置き，採取側を決定することが重要である．以下に橈骨および皮膚軟部組織欠損に対し遊離腓骨皮弁を用いて再建を行った症例を示す．

症例 4：61 歳，男性．右前腕 spindle cell sarcoma

右前腕に生じた spindle cell sarcoma 切除後欠損に対し，左下腿より遊離腓骨皮弁を採取し再建した症例である（図8）．腫瘍は橈骨と周囲の筋肉，軟部組織，および 12 cm×13 cm の皮膚を含め切除された．橈骨の欠損は手関節より 13 cm であった．移植床血管は橈骨動静脈を第一選択とした．軟部組織および筋肉が切除されているため皮膚欠損を被覆するのに必要な皮島の幅は 9 cm であっ

た．左下腿から腓骨皮弁を採取した場合，腓骨動脈および皮膚穿通枝が橈骨再建のために固定された腓骨をまたぐことなく配置され，皮膚穿通枝に無理な力がかからないだけでなく，皮島に無理な力がかかることなく，残存皮膚と縫着することができる．一方，右下腿から遊離腓骨皮弁を採取した場合，血管吻合のため血管茎は腓骨の上下のどちらかをまたぐ必要があり血管茎を圧迫する恐れがある．また，皮島の中心も橈側にずれるため，残存皮膚に縫着する際，皮島に無理な力が加わる（図 9）．このような無理な力が，皮島の部分壊死といった合併症を引き起こすと考えられる．このため本症例では左下腿より腓骨皮弁を採取した．腓骨と残存橈骨との固定を行ったのちに，橈骨動静脈および橈側皮静脈に血管吻合を行った．皮島は無理な力がかかることなく皮膚欠損部の被覆ができた．

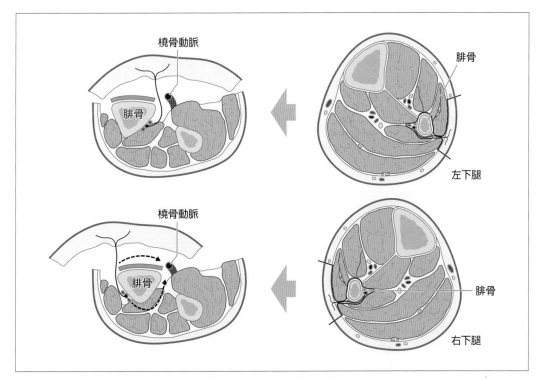

図 9. 右前腕と下腿の断面
左下腿より腓骨皮弁を採取した場合，皮膚穿通枝に無理な力がかかること
なく皮島を皮膚欠損部に縫着できる（上）.
右下腿より腓骨皮弁を採取した場合，血管茎が腓骨の上か下を通す必要が
あるばかりか，皮島を有効に皮膚欠損部に縫着することができない（下）.

（文献 7 より改変引用）

まとめ

　遊離腓骨皮弁の採取法と，再建を行う際の遊離
腓骨皮弁の採取側の決定法について述べた．皮膚
穿通枝や皮島に無理な力がかからないようにセッ
ティングするために立体的な構造を考慮に入れて
腓骨皮弁の採取側を決定することが重要であると
考えられた.

参考文献

1) Taylor, G. I., et al. : The free vascularized bone graft : a clinical extension of microvascular techniques. Plast Reconstr Surg. **55** : 533-544, 1975.
2) Hidalgo, D. A. : Fibula free flap : a new method of mandible reconstruction. Plast Reconstr Surg. **84** : 71-79, 1989.
3) Beppu, M., et al. : The osteocutaneous fibula flap : an anatomic study. J Reconstr Microsurg. **8** : 215-223, 1992.
4) 八木俊路朗：形成外科治療手術手技全書Ⅱ．形成外科の基本手技2．p. 262-268，克誠堂出版，2017.
5) Momoh, A. O., et al. : A prospective cohort study of fibula free flap donor-site morbidity in 157 consecutive patients. Plast Reconstr Surg. **128** : 714-720, 2011.
6) Yagi, S., et al. : Donor side selection in mandibular reconstruction using a free fibular osteocutaneous flap. Ann Plast Surg. **56** : 622-627, 2006.
7) Yagi, S., et al. : Considering the better donor-side in reconstruction of composite radius after resection of spindle cell sarcoma using free fibular osteocutaneous flap : A case report. Yonago Acta Medica. **63** : 127-131, 2020.

PEPARS No.178：64-72, 2021

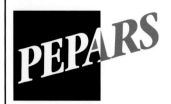

◆特集／レベルアップした再建手術を行うためにマスターする遊離皮弁

肩甲骨皮弁
—角枝を用いた遊離肩甲骨弁および広背筋皮弁の連合皮弁による再建—

前田　拓*

Key Words：肩甲骨・肩甲皮弁(osteocutaneous scapular flap)，角枝(angular branch)，遊離骨移植(free bone graft)，角枝を用いた肩甲骨弁および広背筋皮弁の連合皮弁(combined scapular bone fap and latissimus dorsi myocutaneous flap with angular branch)

Abstract 　骨性再建を必要とする再建方法の中で，血管柄付き遊離骨移植は第一に考慮される術式の1つである．遊離肩甲(骨)皮弁は1982年のGilbertらの報告以降，様々な再建手術において利用されてきた．1991年に角枝(angular branch)を利用した方法が報告されてからは，臨床応用の幅が広がり，積極的に本皮弁を利用する報告も増加している．本皮弁は，広範な軟部組織再建および骨性再建が同時に必要となるような症例においては第1選択となり得る．

　本稿では，肩甲骨皮弁の基本的な事項に加え，レベルアップした再建を行うために，骨性再建に加えて広範な組織欠損やlong pedicleを必要とするような症例にも対応可能である，角枝を用いた血管柄付き肩甲骨移植に関する手技の実際について詳述する．

はじめに

　骨性再建を必要とする再建方法の中で，血管柄付き遊離骨移植は第一に考慮される術式の1つである．血管柄付き腓骨移植[1)2)]，血管柄付き腸骨移植[3)]，橈骨付き橈側前腕皮弁[4)]などの様々な報告があるが，遊離肩甲骨皮弁・肩甲骨皮弁は，遊離腓骨弁・腓骨皮弁と並び最も選択されることが多い皮弁と言える．1982年にGilbertらが遊離肩甲皮弁の臨床報告を行い[5)]，1984年にはdos Santosが35例のcadaverを用いて背部の肩甲骨上の皮膚が肩甲回旋動静脈によって栄養されていることを明らかにした[6)]．1988年にDeraemaekerらが，1991年にColemanらが角枝(angular branch)を利用した

方法を報告[7)]してからは様々な頭頸部再建，四肢再建に利用されてきた．

　本稿では特に，一歩進んだ再建方法を習得するために，広範かつ硬性組織再建を必要とするような複雑な欠損に対する再建方法として有用なangular branchを用いた肩甲骨弁と広背筋皮弁による連合皮弁について詳述する．

肩甲下動脈より分岐する栄養血管から採取可能な皮弁と骨弁について

1．皮　弁

　肩甲皮弁の栄養血管は肩甲回旋動脈であるが，肩甲下動脈は肩甲回旋動脈に加えて胸背動脈へも分枝する．胸背動脈は広背筋を栄養する広背筋枝，前鋸筋を栄養する前鋸筋枝以外に肩甲骨下角を栄養する角枝を分枝する(図1)．角枝は胸背動脈(58%)または前鋸筋枝(42%)から分枝する．

　肩甲回旋動脈を血管茎として肩甲皮弁(水平

* Taku MAEDA，〒060-8638　札幌市北区北15条西7丁目　北海道大学医学部形成外科，診療講師

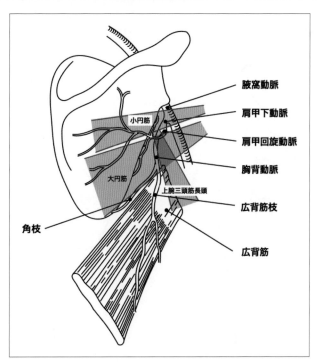

図 1.
皮弁の栄養血管

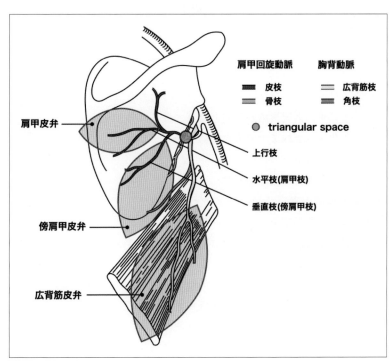

図 2.
肩甲下動脈からの枝を栄養
血管とする各種皮弁

枝), 傍肩甲皮弁(垂直枝)が挙上可能であり, 胸背
動脈を血管茎として広背筋皮弁が挙上可能である
(図2).

2. 骨 弁

　肩甲回旋動脈は内側腋窩窩隙(triangular space)
を通過する前に骨枝を分枝する(図2). 骨枝は肩

甲骨外側縁に入り, 肩甲骨を栄養するため, この
骨枝を含めることで関節包から肩甲下角近くまで
の骨弁を採取可能である(図3-a). 一方で, 肩甲
骨は末梢側に凸の肩甲下角が角枝で栄養されてお
り, 角枝を栄養血管として含めることで肩甲下角
を中心とした約13 cm の長さの肩甲骨弁を挙上可

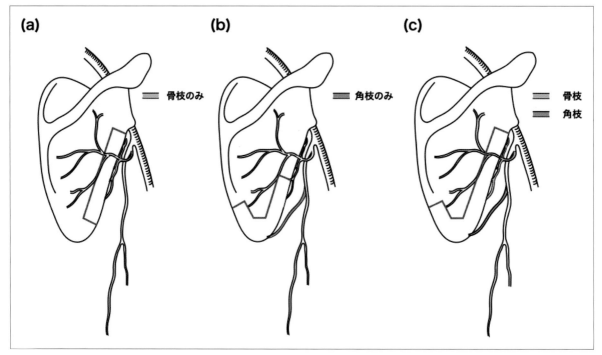

図 3. 骨弁のデザインと栄養血管

能である(図 3-b). 骨弁は,骨枝と角枝の両方を含めると二重の血流供給が可能となり,長さは外側縁〜下角〜内側縁までで最大で約 16 cm まで可能[8]である(図 3-c).

3．皮弁と骨弁の組み合わせ

上記の血流の豊富さにより皮弁と骨弁のバリエーションは豊富である.肩甲回旋動脈の皮枝と骨枝を栄養血管として(傍)肩甲骨皮弁が挙上できる.これに角枝を入れることでより長い肩甲骨弁を採取可能となる.さらに,広背筋枝を含めることで肩甲骨(皮)弁とは独立した栄養血管で広背筋皮弁を同時に挙上可能である.肩甲回旋動脈を含まずに,角枝を栄養血管とする肩甲骨弁と胸背動脈の広背筋枝を栄養血管とする広背筋皮弁の連合皮弁とすると,肩甲下動脈基部までたどれば,比較的長い血管茎(約 13〜15 cm)を含めた皮弁が採取可能であり[7)9)],骨性再建に加えて,比較的大きな組織欠損を同時に被覆することが可能である.

角枝を用いた肩甲骨弁および
広背筋皮弁の連合皮弁(図 4)

1．利　点

1）Pedicle length

肩甲回旋動脈を栄養血管とする肩甲骨(皮)弁(図 3-a)と比較すると,胸背動脈の角枝を栄養血管とする場合には血管茎を長く採取することが可能であり(図 3-b),肩甲骨弁としては約 13〜15 cm までの長さで採取可能であると報告されている[7)9)].これは特に上顎再建などで頸部に吻合血管を求める場合などに特に有用である.

2）Versatility

肩甲回旋動脈を栄養血管とする肩甲骨(皮)弁では一対の肩甲回旋動静脈で皮弁と骨弁を同時に挙上可能であるが,pedicle が短く(約 6〜9 cm)また皮弁と骨弁との距離も近くならざるを得ない.角枝を栄養血管とする肩甲骨弁と広背筋皮弁による連合弁では,これらの骨弁と皮弁を別々に自由度高く欠損に配置可能である.血管柄付き腓骨移植,血管柄付き腸骨移植,橈骨付き橈側前腕皮弁

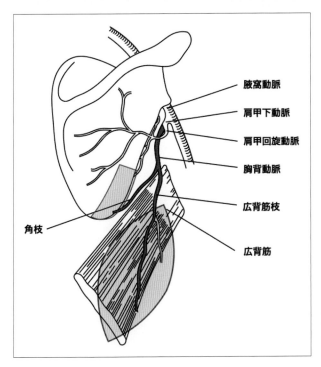

図 4.
広背筋皮弁と肩甲骨弁の連合皮弁

図中ラベル：
腋窩動脈
肩甲下動脈
肩甲回旋動脈
胸背動脈
広背筋枝
広背筋
角枝

などでは骨弁と皮弁を別々に配置することはできず，骨を固定した時点である程度，skin paddle を配置する場所が制限されてしまうのに対して，自由度の高い配置が可能である．

3）Reliability

腸骨や腓骨を用いた上顎再建に比べると，肩甲下動脈からの分枝を栄養血管とする皮弁による上顎再建では，その解剖学的変異が少ない[10]．

4）Similar structure to the naive maxilla

肩甲骨は，内側では軽くて薄い皮質骨と外側ではしっかりとした皮質海綿骨からなる．特に上顎再建においては，肩甲骨の外側縁を用いることで，将来的にインプラントを植立することを目指した再建が可能であり，上顎再建において肩甲骨は有用である[11]．

2．欠 点

1）基本的に体位変換が必要であり，手術時間が長くなる．
2）採取可能な骨の長さに制限がある．

適応について

頭頸部，四肢の外傷や腫瘍摘出による軟部組織欠損を伴う骨欠損症例がよい適応となる．四肢再建では，骨弁の大きさ（長さ 15 cm 程度）で適応に制限がある．また，頭頸部再建に用いる場合，角枝を利用することで血管柄をより長く採取できるために，再建部位と反対側に血管吻合を求める場合にも有用である．

手術手技について

1．体 位

可能な限り利き腕の反対側から採取する．体位は採取側を上側とする側臥位をとる．上腕を挙上・外転させるが，手台の上に清潔な布で覆った状態にしておくことで術中に腕を自由に動かせ，血管柄の剝離操作を容易にすることが可能となる．

2．デザイン

術前に顔面骨の 3D 模型を作成し，主科とディスカッションした上で，必要となる肩甲骨の長さを決めておく．これを肩甲骨の 3D 実体模型上に

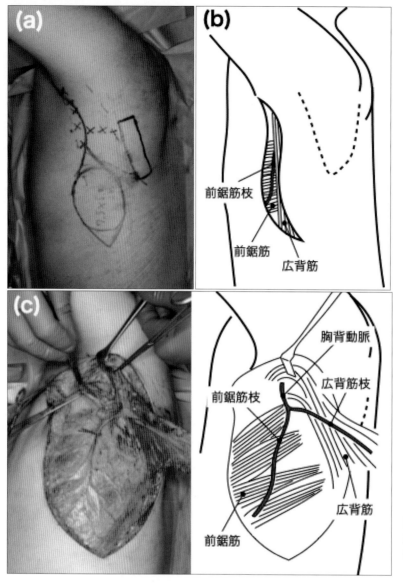

図 5-a～c.
広背筋皮弁と肩甲骨弁の連合皮弁の挙上の実際

デザインしておき，術中の参考とする．腕をやや外転した状態で肩甲骨の輪郭をデザインし，採取予定の肩甲骨をマーキングする．広背筋上に，欠損サイズに合わせた，皮弁をデザインする（図5-a）．

3．道具

肩甲骨の切り出しのために骨膜剝離子，電動式もしくは気動式サジタルソー，骨把持器，単鋭鉤，大きめの筋鉤があるとよい．

4．皮弁の挙上

広背筋皮弁の前方を切開し，縦方向に筋の走行を有する広背筋を確認する．広背筋直上皮下を前方に剝離していき，広背筋の前縁を確認する．その前方で筋肉の走行の異なる前鋸筋が同定でき

る．さらに前方に剝離を進め，胸背動静脈の前鋸筋枝を同定する（図5-b）．この前鋸筋枝を頭側に追っていけば胸背動静脈に到達することは容易である．この剝離操作の中で，広背筋の裏面に入る胸背動脈の広背筋枝も同定しておく．広背筋皮弁のデザインの後方を切開し，広背筋を確認した上で，末梢で前方から広背筋を切離し，皮弁を挙上していく（図5-c）．広背筋に入る広背筋枝を確認し，挙上の際に損傷せぬように注意しつつ，後方でも広背筋を切離しつつ腋窩へと操作を進めていく．すでに広背筋枝は皮弁内に含まれているので，術野の中で前方に向かう血管は前鋸筋枝のみであり，この前鋸筋枝は結紮処理しておく．広背

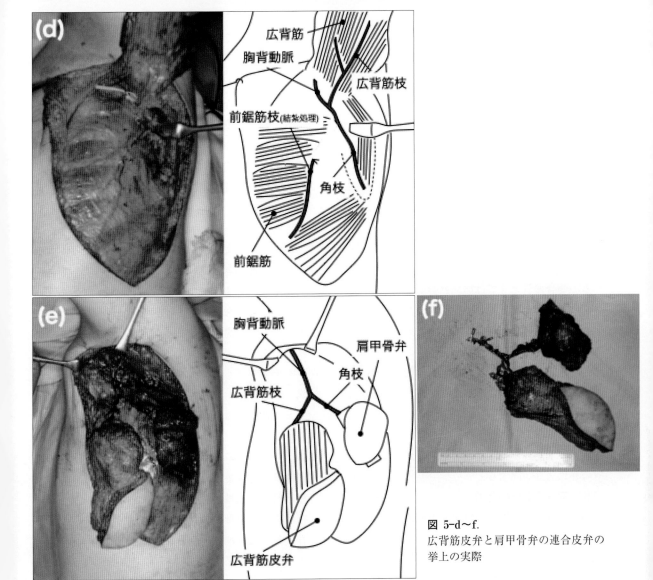

(d)

広背筋
胸背動脈
広背筋枝
前鋸筋枝(結紮処理)
角枝
前鋸筋

(e)

胸背動脈
肩甲骨弁
角枝
広背筋枝
広背筋皮弁

(f)

図 5-d〜f.
広背筋皮弁と肩甲骨弁の連合皮弁の
挙上の実際

筋皮弁を頭側に剝離挙上していく際に,肩甲骨の外側縁の脂肪組織の中に,胸背動脈から分岐する角枝を確認する(図5-d;赤の血管テープで確保).角枝の走行は肩甲骨の角部へと向かうために,血管自体はやや厚めの脂肪組織の中に埋もれていることもあるが,同定は難しくはない.この角枝の周囲を剝離して確保しておく.なお,角枝は通常は胸背動脈から分岐することが多いが,前鋸筋への枝から分岐する場合もある[12].いずれにしても肩甲骨角部への走行を確認すれば迷うことはない.上腕方向に向かう広背筋の付着部を中枢で切り離す.これで広背筋は島状皮弁となる.続いて,肩甲骨を必要な長さに切り出す.肩甲骨外側縁か

ら3〜4cmの位置で骨縁に平行に電気メスで棘下筋を切断する.骨切り線に沿って骨膜を切開し,必要最低限の骨膜剝離を行う.ついで,肩甲骨外側縁で,電気メスで大円筋と小円筋の切断を行う.棘下筋,大円筋,小円筋は比較的ボリュームもしっかりとしている.この際に3D実体模型で骨の厚みなどの3次元的構造を確認しながら操作を行うと安心である.単鋭鉤や大きめの筋鉤を肩甲骨肋骨面にかけ後方へ牽引し,肩甲骨肋骨面の肩甲下筋と前鋸筋を採取骨の大きさに応じて切断する.温存する組織を確認し,脳ベラや筋鉤を肩甲骨肋骨面へ挿入し保護する.肩甲骨背側面を直視下に起きサジタルソーで骨切りを行う.Pedicle

の必要となる長さを再確認した上で，血管を切離する．

5．皮弁の固定，血管吻合，移植の際の注意点

移植床での骨弁，皮弁の配置を確認する．特に血管の捻れ，または組織の充填量が多いことによる pedicle の圧迫には十分に注意する．上顎骨の欠損の程度により，肩甲骨の配置法は様々報告されている[8)10)]が，シンプルに長方形に切り出した骨弁を配置する際には，比較的自由度の高い骨の配置が可能である．慎重に骨弁をプレーティングする．吻合血管としては顔面動静脈を選択することが多いが，動脈は浅側頭動脈を，静脈は内頸静脈を選択することも可能である．なお，肩甲下動静脈は口径が 3.25〜4.5 mm と大きく[13)]，頸部においては端々吻合に適した移植床血管が見つからない場合がある．顔面動脈の分岐部でも口径差が大きい場合は，外頸動脈への端々吻合を躊躇しないようにする．また，肩甲下静脈は弁を有する場合が多い．弁近傍では吻合を避けるか，または中枢の弁は適宜切除する．

6．皮弁採取部の閉創

筋肉や骨の断端からの出血を丁寧に止血する．特に，肩甲骨の切断面からは比較的出血が続くことが多く，注意する．大円筋と小円筋は棘下筋，肩甲下筋とを強固に縫合する．19 Fr の吸引ドレーンを2本，前方と後方に留置し，皮下・真皮・皮膚を丁寧に合わせる．

7．合併症

皮弁採取により切断される筋肉は，棘下筋・大円筋・肩甲下筋・前鋸筋である．術後1か月では，外転位 90〜120° までに制限されるが，術後6か月では，range of motion(ROM)に関しては制限がなくなることが多い．Clark らは，上顎再建後のドナーの機能評価として，上肢障害評価表(Disabilities of the arm, shoulder and hand；DASH)を用いて，平均の DASH スコアが 10.6 であったと報告している[10)]．一方で，術後血腫や感染症のためにリハビリテーションが全く行えない場合は，前鋸筋の作用が働かず，翼状肩甲変形をきた

し，腕を伸ばしたり押したり，水平以上に外転するのが困難となる．

8．術後の安静度並び肩の機能

術後は胸帯や腹帯を用いて上腕を固定し，肩関節運動を制限する．術後約2週間で肩の運動を開始し，徐々に運動量・可動範囲を増やす．

代表症例

症例1：70歳，女性．上顎歯肉癌(図6)

術前の顔面骨・肩甲骨 3D 模型を参考として，両側上顎部分切除術施行後，7.5 cm×5.5 cm の遊離広背筋皮弁および 6.5 cm×2.0 cm の肩甲骨弁を挙上した．鼻腔に通じる広範な軟部組織欠損の状態であり，上顎骨欠損に対して，肩甲骨弁をプレーティングし，軟部組織欠損へ筋肉を充填し皮島を縫い付けた．肩甲下動脈と顔面動脈を端々吻合し，伴走静脈と外頸静脈を端々吻合した．

考　察

血管柄付き遊離骨移植の適応となる代表的な疾患は頭頸部領域の骨欠損が挙げられる．現在，選択可能な遊離骨皮弁は，遊離肩甲骨皮弁，遊離腓骨皮弁，血管柄付き腸骨移植や橈骨付き橈側前腕皮弁などである[1)]．特に，若年者，骨欠損が長い症例，複数の骨切りが必要な症例などでは腓骨が良い適応であるが，その一方で，高齢者，末梢性動脈性疾患を有する症例，複雑な軟部組織欠損を有する症例では遊離肩甲骨皮弁がよい適応と考えられる[1)]．特に中顔面の，口蓋の欠損および広範な軟部組織欠損を有する場合には角枝を用いた肩甲骨弁および広背筋皮弁の連合皮弁はよい適応であると考えられる[11)14)]．この皮弁の利点は，1本の胸背動脈を用いることで，適切なブロックとして骨弁の採取が可能であり，かつ十分な量の広背筋を採取可能であるという点である．腸骨を栄養する深腸骨回旋動脈と比較しても pedicle を長く確保可能であり，血管吻合の選択肢が広がり，また皮弁生着の信頼性を向上させる．軟部組織欠損の程度に合わせて，広背筋皮弁を容易に調整可能で

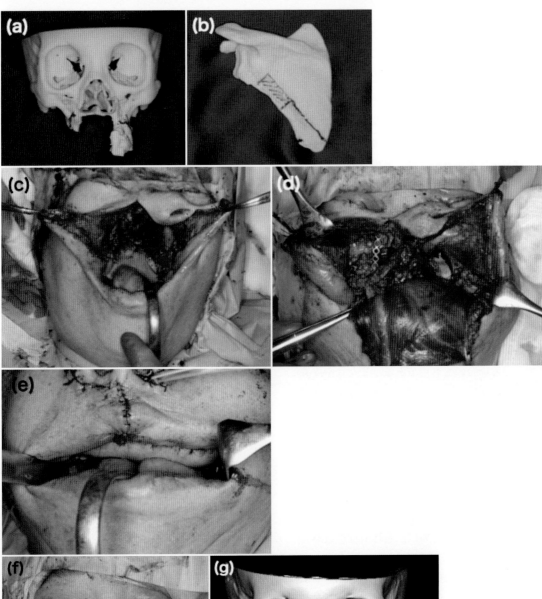
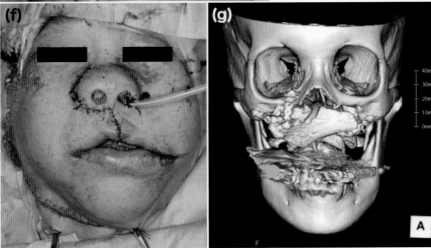

図 6. 症例 1：70 歳，女性．上顎歯肉癌

a：顔面骨の 3D 模型

b：肩甲骨の 3D 実体模型

c：口腔内の切除後の欠損

d：肩甲骨弁のプレーティング後

e, f：術後

g：術後の CT 写真

あることも利点の1つである.

　肩甲骨弁は栄養血管として骨枝を使用する場合，角枝を使用する場合，その両方を使用する場合によって切除可能な肩甲骨の位置・切除量が異なる．骨枝を使用する場合は，肩甲骨外側を骨弁として使用するが，角枝を使用する場合は，肩甲骨下角を骨弁として使用する．骨欠損が大きい場合は両方の枝を含めた骨切りが必要である．角枝を用いた肩甲骨下角を骨弁とする遊離肩甲骨皮弁は，筋肉の切除量が少ないこと，挙上が容易であること，術後の肩関節機能の障害が少ないことなどの理由から好まれる傾向がある[10]．また角枝のみを栄養血管とすることで腓骨皮弁と比べても血管柄を長く確保しやすく，対側頸部血管への吻合が必要となる場合にも有用である．また骨や皮弁配置の自由度が高く，V字型肩甲骨皮弁を筋皮弁または肩甲皮弁との連合皮弁として使用することで，複雑な顎骨再建への応用も可能である[8]．

まとめ

　角枝を用いた血管柄付き肩甲骨移植に関しての基本的な事項と臨床応用について述べた．レベルアップした再建を行うために，血管柄付き遊離骨移植再建の術式の選択肢の1つとして，本皮弁は習得すべき皮弁の1つと考えられる．

参考文献

1) Dowthwaite, S. A., et al.：Comparison of fibular and scapular osseous free flaps for oromandibular reconstruction：a patient-centered approach to flap selection. JAMA Otolaryngol Head Neck Surg. **139**：285-292, 2013.
　Summary　下顎再建における腓骨皮弁と肩甲皮弁の有用性について比較し論じている.

2) 中山　敏ほか：腓骨動静脈を茎とする血管柄付き腓骨移植. 形成外科. **51**：391-399, 2008.

3) 岡崎　睦ほか：浅・深腸骨回旋動静脈を茎とする血管柄付き遊離腸骨移植. 形成外科. **51**：401-409, 2008.

4) 田中克己ほか：上肢からの血管柄付き骨移植―橈骨，上腕骨，その他―. 形成外科. **51**：419-430, 2008.

5) Gilbert, A., Teot, L.：The free scapular flap. Plast Reconstr Surg. **69**：601-604, 1982.
　Summary　肩甲皮弁を用いた4例の初期の報告.

6) dos Santos, L. F.：The vascular anatomy and dissection of the free scapular flap. Plast Reconstr Surg. **73**：599-604, 1984.
　Summary　肩甲皮弁挙上の際の血管解剖をcadaverを用いて詳細に検討した.

7) Coleman, J. J. 3rd, Sultan, M. R.：The bipedicled osteocutaneous scapula flap：a new subscapular system free flap. Plast Reconstr Surg. **87**：682-692, 1991.
　Summary　肩甲骨弁を挙上するための解剖を肩甲骨に付着する筋群と血管の走行を中心に詳述した.

8) Yamamoto, Y., et al.：Combined V figure-shaped scapular osteocutaneous and latissimus dorsi myocutaneous flap for composite mandibular reconstruction. Head Neck. **17**：219-225, 1995.
　Summary　V字型肩甲骨弁・広背筋皮弁による下顎再建の手法と成績を報告.

9) Uglesic, V., et al.：Reconstruction following radical maxillectomy with flaps supplied by the subscapular artery. J Cranio-Maxillo-Facial Surg. **28**：153-160, 2000.

10) Clark, J. R., et al.：Scapular angle osteomyogenous flap in postmaxillectomy reconstruction：defect, reconstruction, shoulder function, and harvest technique. Head Neck. **30**：10-20, 2008.

11) 影山大輔ほか：遊離角部肩甲骨弁・広背筋連合皮弁による上顎即時再建. 形成外科. **64**：834-842, 2021.

12) Seneviratne, S., et al.：The angular branch of the thoracodorsal artery and its blood supply to the inferior angle of the scapula：an anatomical study. Plast Reconstr Surg. **104**：85-88, 1999.
　Summary　角枝のバリエーションについての報告.

13) He, G. W.：Arterial Grafting for Coronary Artery Bypass Surgery. p218-222, Springer, 2006.

14) Brown, J. S., Shaw, R. J.：Reconstruction of the maxilla and midface：introducing a new classification. Lancet Oncol. **11**：1001-1008, 2010.
　Summary　上顎と中顔面の再建のreview. かなり細かく記載されておりとても参考になる.

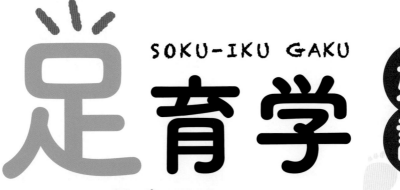

SOKU-IKU GAKU

足育学

好評

外来でみる
フットケア・フットヘルスウェア

編集：**高山かおる** 埼玉県済生会川口総合病院 主任部長
一般社団法人足育研究会 代表理事

2019 年 2 月発行　B5 判　274 頁　定価 7,700 円（本体 7,000 円＋税）

治療から運動による予防まで
あらゆる角度から「足」を学べる足診療の決定版！

解剖や病理、検査、治療だけでなく、日々のケアや爪の手入れ、
運動、靴の選択など知っておきたいすべての足の知識が網羅されています。
皮膚科、整形外科、血管外科・リンパ外科・再建外科などの医師や看護師、
理学療法士、血管診療技師、さらには健康運動指導士や靴店マイスターなど、
多職種な豪華執筆陣が丁寧に解説！
初学者から専門医師まで、とことん「足」を学べる一冊です。

CONTENTS

序章　「あしよわ分類」を理解する
Ⅰ章　足を解剖から考える
Ⅱ章　足疾患の特徴を学ぶ
Ⅲ章　検査で足を見極める
Ⅳ章　足疾患の治療を知る
Ⅴ章　足のケア・洗い方を指導する
Ⅵ章　フットウェアを選ぶ
Ⅶ章　忘れてはいけない
　　　　歩き方指導・運動
Ⅷ章　まだまだ知っておきたい
　　　　足にまつわる知識
巻末　明日から使える「指導箋」

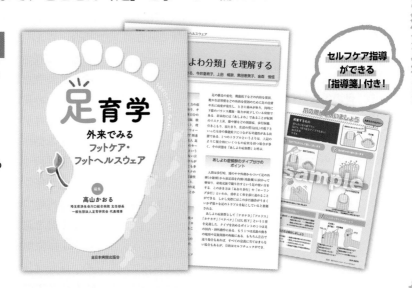

セルフケア指導
ができる
「指導箋」付き！

全日本病院出版会
〒113-0033　東京都文京区本郷 3-16-4　Tel：03-5689-5989
www.zenniti.com　Fax：03-5689-8030

PEPARS No.178：74-85, 2021

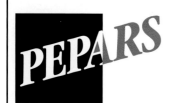

◆特集／レベルアップした再建手術を行うためにマスターする遊離皮弁

Wrap-around flap

松末　武雄*

Key Words：ラップアラウンドフラップ（wrap-around flap），母指再建（thumb reconstruction），指再建（finger reconstruction），爪郭形成（nail fold reconstruction），足部合併症（foot morbidity）

Abstract　　手指は顔面と同じく常に露出される部位であるため，機能面だけでなく整容面でも高いレベルの再建が求められる．Wrap-around flap は機能と整容を両立する有用な術式とされ，母指のみならず小指まで対応が可能である．皮弁デザイン，皮弁挙上法，骨再建法，爪郭形成法，ドナーの再建方法など，これまで多くの変法が開発され報告されてきたが，理想の再建にはまだ改善の余地が多い．本稿では，これまでの報告をもとに筆者がさらに工夫を加えて現在行っている手技を中心に解説する．術前から術後まで考えなければならない点が多数あり，そのために習得しなければならない手技も多いが，それらの積み重ねによりかなり健側に近い手指の再建が可能となってきている．Wrap-around flap における最大の欠点とされる足部合併症に対しても，工夫により問題を最小限とできるようになってきた．

はじめに

Wrap-around flap（以下，WAF）は，爪母を含む欠損指に対する再建方法の1つであり，母指ではMP 関節が温存されている基節骨レベル，母指以外の指では PIP 関節が温存されている中節骨レベルまでの欠損に対して一般的に適応となる[1]．機能と整容の両面において，母指から小指まで優れた再建ができる汎用性の高さが最大の特徴である．

術前準備

1．骨の再建計画

WAF に含める末節骨について様々な採取方法が報告されているが，足趾の温存と再建指の爪変形予防のためには，IP 関節を温存しかつ爪下部の末節骨を分層で採取する[2]．作成したい爪幅に合わせて末節骨幅も部分採取とすることができ，特

に母指以外の指の再建時には重要となる（図1）．

側面の X 線よりレシピエントの骨欠損長を健側と比較して計測し，さらに採取予定の第1趾末節骨の長さを計測する．レシピエントの骨断端は術中に新鮮化するため 3～5 mm 短くなることを想定しておく（図2）．想定される骨欠損長が WAF に含める末節骨よりも長い場合，骨移植を予定する．骨欠損長が WAF に含める末節骨よりも短い場合，WAF の骨に合わせてレシピエントの骨を切除して長さを調整する．WAF の骨の基部を切除して長さを調整することは，爪変形のリスクが生じるため避けた方がよい．

2．皮弁デザイン

つまみ動作の知覚が有利となるようにドナーサイトを選択する．すなわち母指再建では母指尺側の知覚が優位になるように患側第1趾を，母指以外の指再建では橈側の知覚が優位になるように健側第1趾を選択する．ただし母指以外の指再建では第1趾底側中央くらいまでのデザインとなるため，皮弁全体が腓側趾神経の領域に含まれる．このため2本の指を再建する場合の2本目や，尺側

* Takeo MATSUSUE, 〒553-0003　大阪市福島区福島2丁目1番7号　関西電力病院形成再建外科，部長

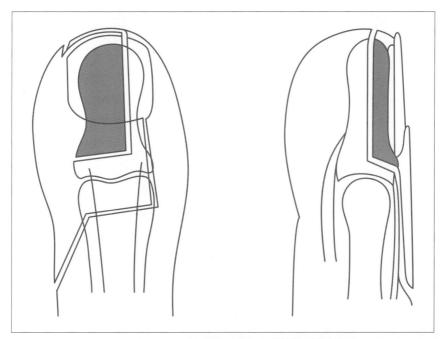

図 1. Wrap-around flap に含める末節骨の採取部

a | b | c

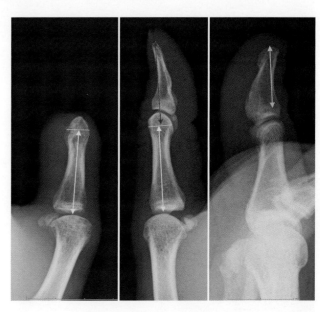

図 2.
術前 X 線計測：48 歳，男性
　a：患側骨断端の新鮮化する範囲を想定し，
　　残存する基節骨長を計測（黄矢印）
　b：再建に必要な骨欠損長を計測（赤矢印）
　c：採取予定の第 1 趾末節骨の長さを計測
　　（緑矢印）.
　b と c の計測値の差が必要な骨移植長となる.

がやや bulky となった方が自然な形態となる小指を再建する場合は，患側第 1 趾を選択してもよい．その場合も趾神経は橈側指神経と縫合する．

　自験例 20 例による調査では，WAF に含めて採取した末節骨は長期経過で長さ 6.7%（1.3 mm），厚さ 9.1%（0.4 mm），幅 14.9%（1.2 mm）が吸収されていた[3]．移植した末節骨の厚さは爪の形態に直接影響せず，再建した爪は伸びるため末節骨の長さの爪に対する影響は限定的である．しか

し，末節骨の幅は爪の形態に大きく影響し，末節骨が細くなると，その直上の爪も細くなってしまうと考えられる．したがって爪幅を健側より 1～2 mm 広めで部分採取すると健側に近い大きさの爪が再建できる．母指再建の場合，第 1 趾との爪幅差が 2 mm 程度までであれば，両側爪郭を含めて爪全幅で採取する．3 mm 以上の差があれば，爪幅部分採取とする．なお，第 1 趾の爪幅は母指よりも 3～4 mm 大きいものが多いとされる[4]．

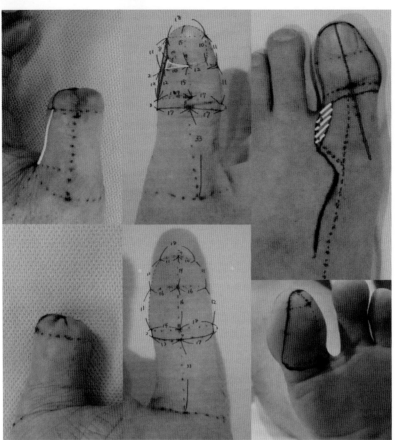

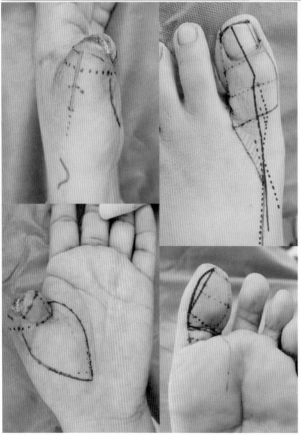

a
—
b

図 3.

デザイン

a：図 2 と同じ症例（以下，症例 1）

　第 1 趾爪幅の方が健側母指爪幅より 1 mm 細い
ため，第 1 趾爪幅は全幅採取とした．全幅採取
する場合は脛側側爪郭も含めてデザインする．
この場合，爪郭形成目的の追加デザインは必要
なくなる．

b：48 歳，男性（a とは別症例：以下，症例 2）

　第 1 趾底側からの皮弁採取範囲を小さくするた
め，母指球部前進皮弁を併用した．爪幅は部分
採取としているため，近位爪郭の丸みの部分と
側爪郭部も計測しデザインに反映する．

※注

緑線部：近位爪郭の丸みの部分

赤線部：側爪郭部

青線：採取する爪中央の縦線条を参考に決めた基
　　　準軸

青点線：皮静脈

水色斜線部：三角弁

水色線：三角弁の位置に合わせたレシピエントの
　　　　皮膚切開位置

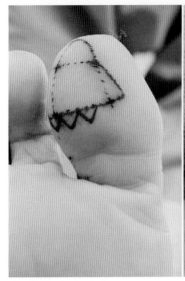
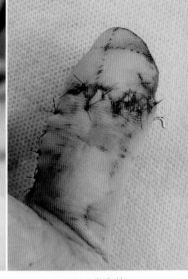
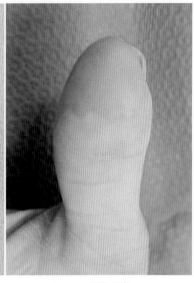

a．デザイン　　　　　　　　b．術直後　　　　　　　　c．術後1年

図 4. 指腹が接合部となる症例：46歳，男性

　WAFは骨に巻き付ける構造であり，軟部組織量はほかの皮弁に比べて小さな皮弁であるため，皮弁の経時的な周径変化は，芯となる骨の大きさ変化が大きく影響する．再建される末節レベルの皮弁周径は，芯となる末節骨の骨吸収がわずかであることもあり，術後大きく変化は生じない[3]．したがって末節レベルの皮弁デザインは，健側と同じサイズでデザインする．

　一方，WAFに併用した腸骨吸収量は長さが10%，厚さが15〜20%，幅が20%程度とされ[5]，vascularized boneであるWAFに含めた末節骨より骨吸収量が大きい．したがって，特に腸骨移植を行う場合，骨移植部では皮弁周径が長期経過で縮小することを予測して太めにデザインしておく方がよい．腸骨移植を併用しない場合は，健側よりそれほど太めにデザインする必要はない．第1趾の底側デザインが大きくなりすぎる場合は，第2趾からの複合皮弁（twisted WAF）や手指からの別皮弁の併用[1)6)]を考慮するが，末節部は第1趾の組織だけで再建し，再建指の指腹に縦方向の瘢痕が生じないようにする．

　＜**実際のデザイン方法**＞（図3）

　ポイント①　第1趾爪甲の縦線条の方向に爪は伸びるため，この縦線条に軸を一致させてデザインする．ただし背側のデザインが長くなる時は，

この軸が足背から離れてしまうため，中枢側で皮膚のずれを利用して軸を補正する．

　ポイント②　単純に健側指の周径を計測するだけでは，健側指と同じサイズのデザインを第1趾に行うことが難しい．第1趾と手指では曲率が異なるためである．立体的なひずみを最小限にして，デザインを行うためには，周径のみを計測するのではなく，いくつかのパネル状に細分化してデザインすると，どのような症例であっても安定してデザインが可能となる．

　ポイント③　爪の部分採取をする場合は，近位爪郭と側爪郭部をデザインに反映させる．

　ポイント④　三角弁をデザインに追加する．原法や多くの報告では三角弁はデザインされていないが，三角弁があると血管茎の確実な被覆に有利である[7)8)]．三角弁は側正中にこだわらずどこに設定してもよいが，皮静脈が確実に含められる部位にデザインする．

　ポイント⑤　デザインした三角弁に合わせて，レシピエントの皮膚切開線をデザインする．

　ポイント⑥　接合部が指腹部となる場合は底側をジグザグのデザインとし，指腹にくびれが生じるのを防ぎ，瘢痕を目立たなくする（図4）．

　3．動脈の再建計画

　レシピエント動脈と第1背側中足動脈（FDMA）

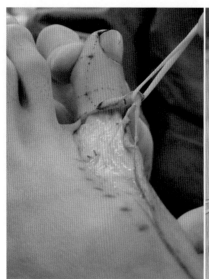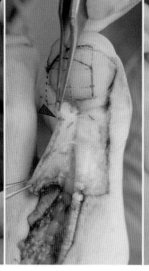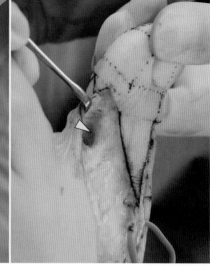

図 5. 皮弁挙上

a｜b｜c

a：三角弁部は静脈皮弁のように挙上する.
b：爪甲から半分ほど外した近位爪郭部. 確実に皮弁側に静脈が含まれる
　ように注意する(赤矢頭).
c：基節骨レベルで底側趾動脈と趾神経(黄矢頭)を確認する.

の走行状態評価を必ず行い，必要な血管茎の長さ，血管吻合部位，静脈移植の必要性について術前に計画を立てておく[6)9)].

手術手技と術後管理

1．レシピエントの準備

　レシピエントの皮膚切開を行い，動脈と神経を同定し，レシピエントとして適切かどうかを確認する．骨の新鮮化は最小限とし，骨接合時にアライメント調整を行う余地を残しておく.

2．WAF 挙上

① 足背部を皮膚切開し，三角弁から出てくる背側皮静脈の確保から行う．この静脈を同定できたら，三角弁部を静脈皮弁のように挙上する．この段階で動脈を必ずしも同定する必要はないが，深腓骨神経はできるだけ皮弁に含めるために同定しておく．三角弁部と FDMA や底側趾動脈との連続性を保つ必要はない(図 5-a).

② 三角弁部から第 1 趾背側へと剥離を進める．皮弁に静脈が確実に含まれるように，かつ伸筋腱パラテノンを温存するようにする．爪幅を部分採取する場合は近位爪郭の半分まで爪甲から

メスで皮弁を外しておく(図 5-b).

③ 三角弁部から趾間部・第 1 趾底側方向へと皮膚切開を行う．まず第 1 趾間部で FDMA を同定するという報告が多いが，この部位での動脈走行位置は解剖学的変異や枝が多く，慣れないと動脈の同定が困難である．一方，底側趾動脈は解剖学的変異がなく，全ての症例の第 1 趾基節骨レベルで同定が容易であるため，筆者は底側趾動脈と神経を基節骨レベルで同定してから，中枢の FDMA へと剥離を進めるようにしている(図 5-c).

④ 底側趾動脈と神経を確保したら第 1 趾底側の皮弁を挙上する．指と第 1 趾の皮下組織の厚さは異なる．全ての範囲を腱鞘・骨膜上で挙上すると再建指が bulky となる．再建する指に合わせて皮弁に含める皮下脂肪織を調整して挙上する．特に側爪郭形成をする部位と指尖部をなす部位は，皮下脂肪織を少しつけるくらいの厚さで挙上する．厚めに挙上しておいて bulky となった指を，後日二期的に修正することも可能である．指腹部の知覚に対する影響が懸念されるが，WAF 挙上時に減量をする手技も，二期

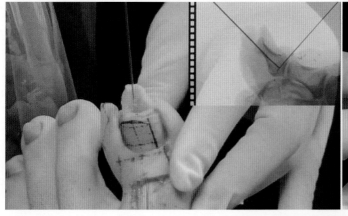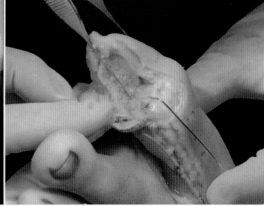

a|b

図 6. 末節骨の骨切り方法
　　a：0.7 mm C-wire を透視下に刺入
　　b：C-wire をガイドとして bone saw で骨切りする.

a|b

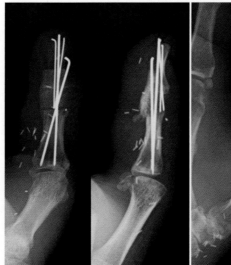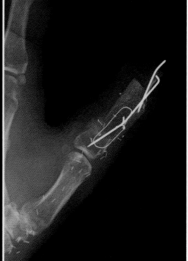

図 7.
骨固定
　a：症例 1
　b：症例 2：MP 関節に近接して
　　いる部位は interosseous wiring
　　固定とした.

的に指腹組織を減量する手技も, 自験例では知覚に大きな影響を認めなかった[10].

⑤ 末節骨の骨切りを行う. まずガイドとなる 0.7 mm C-wire を術中透視下に 2 本刺入する. それぞれの C-wire は, IP 関節を確実に温存できるように, 再建する指末節骨の厚さに合わせ薄くなりすぎないよう(通常厚さ 3 mm 程度)に刺入する. 刺入できたら, bone saw(筆者は 9×25 mm サイズの刃をもっぱら用いている)で爪甲をまず切り, 次にメスで爪床, 爪母, 骨膜を切ってから, 刺入した C-wire に沿って bone saw で骨切りする. 角部で骨切りが足りない部分などに適宜 5 mm 程度の骨ノミを併用する

(図 6).

⑥ 皮弁の挙上が出来たら駆血を解除し, 皮弁の血行を確認する. この時に皮弁から動脈性の出血があれば確実に止血しておく.

3. 骨再建

骨移植を併用する場合は移植骨でアライメントの調整を行う. 骨移植を併用しない場合は, 採取した WAF の骨組織の形態に合わせてレシピエントの骨断端側で角度を併せて骨切除しアライメントを調整する. 基本的に各部位の骨固定は 2 本以上の C-wire で行う. 骨接合部が関節に近い場合などの際には interosseous wiring 固定としている(図 7).

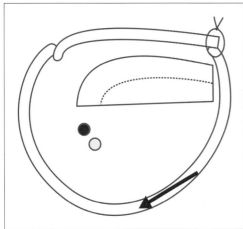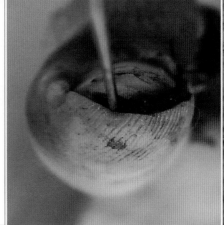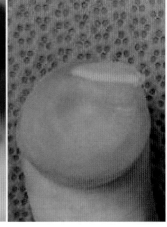

図 8. Missing nail margin
a｜b｜c

a：単純に縫合するだけでは，矢印の方向に掌側皮弁がずれる．
b：23 歳，男性．示指：術中
c：21 歳，男性．示指(b とは別症例)：術後 6 か月

4．近位爪郭，側爪郭，指尖部の形成

爪を部分採取した場合，掌側皮弁を爪部に単純に縫合するだけでは，掌側皮弁の緊張により側爪郭の膨らみが失われてしまう．その結果，側爪郭がなくなったような指—missing nail margin となる[11)12)]（図 8）．また近位爪郭から側爪郭への自然な丸みも失われてしまう．そこで側爪郭の組織量維持のため，爪甲に通した縫合糸で掌側皮弁のずれを抑えるようにする．ただし，この糸を強く結ぶと皮弁血行が悪くなるため，糸だけ通しておいて血行再開後に皮弁血行が悪くならない強さで結ぶようにし，この糸だけは 2～3 か月抜糸せずおいておく．近位爪郭は末梢方向へ前進させて側爪郭と縫合する．皮弁挙上時に爪甲から外してあるので緊張なく容易に前進させることができる．指尖部と側爪郭部は縫合閉鎖しようとすると皮弁の血行が不安定となることが多い．側爪郭部の volume が保たれるようにすればよく，指尖部と側爪郭部は開放創としておく．これらの開放創は創収縮と上皮化にて自然な丸みが形成される（図 9）．

5．血管茎の閉創

神経縫合，動脈吻合が完了し，静脈を皮下トンネルに通して予定吻合部へ配置したら，血管茎部を閉創する．一般的に血管茎，特に三角弁の周囲は，血行再開後の軟部組織腫脹により皮膚緊張が強くなり，閉じきれないことが多い．確実に被覆・閉創するためにはレシピエントの皮膚切開位置を WAF の三角弁のデザインに合わせておく．三角弁背側から順に皮膚縫合していくと，掌側に必ず余剰皮膚が生じるので，皮弁血行を確認しながら余剰皮膚をトリミングする（図 10）．これによりほとんどの場合で血管茎の確実な被覆と閉創が可能となる．閉創時の皮膚緊張が強いと容易に静脈還流が悪くなるため，筆者は静脈からの出血を確認しながら静脈吻合部以外の閉創を完了させ，最後に静脈吻合をしている．どうしても皮膚縫合すると血行が悪くなる場合は，開放創として人工真皮を貼付し保護する．

6．手部の術後管理・評価

抗血栓療法については術者，施設によって様々である．筆者自身の症例では抗血栓療法の有無は，血栓形成の有無に有意な差がなかったため，抗血栓療法を一切行っていない[13)]．7 日程度は手部の局所安静と挙上を行い，7～10 日頃より手指の可動域訓練を開始する．皮下に埋入した鋼線の抜釘は術後 5 か月頃に行っている．Tinel sign にて神経再生が進んできていることを確認する．3～4 か月頃より知覚が出現してくるので

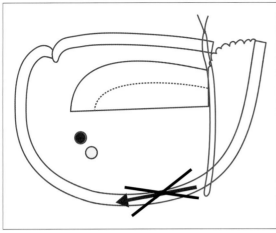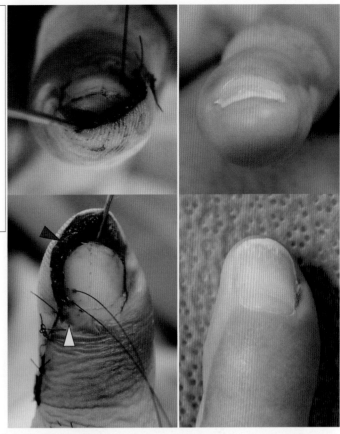

a | b | c

図 9.

側爪郭と近位爪郭の再建法

　　a：爪甲に通した縫合糸で掌側皮弁のずれを
　　　抑える.

　　b：図8-bと同じ症例：術中. 爪甲に通した
　　　糸により側爪郭の組織量が維持される. 近
　　　位爪郭部の皮弁を前進させて，近位爪郭の
　　　丸みを再現する（黄矢頭）. 側爪郭と指尖部
　　　は開放創とする（赤矢頭）.

　　c：術後19か月

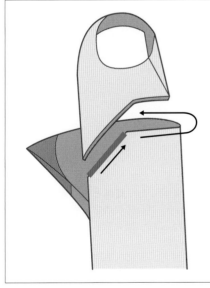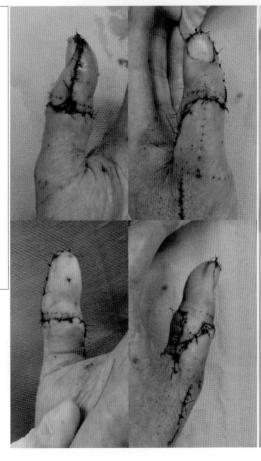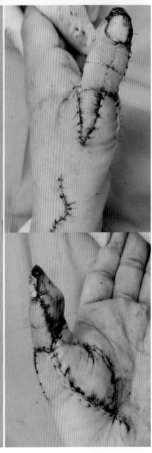

a | b | c

図 10.

創閉鎖

　　a：デザインした三角弁の位置に合
　　　わせてレシピエントの皮膚切開位
　　　置（青線）を決める. 三角弁より背
　　　側から順に皮膚縫合していくと，
　　　必ず余剰皮膚（紫）が生じる.

　　b：症例1

　　c：症例2

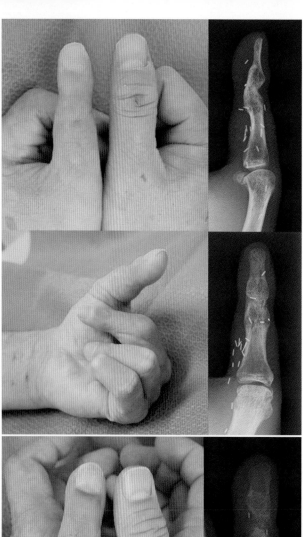

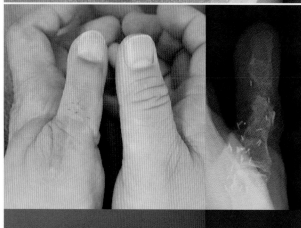

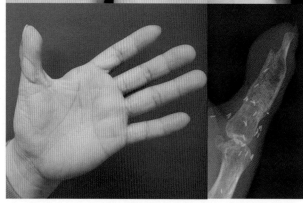

図 11.
a：症例 1：術後 2 年．デザイン時より IP 関節部
　周径は 10 mm 萎縮した．健側と同じ太さにす
　るためには twisted WAF の適応であったと考
　えられた．指腹部知覚：SWT 2.83，s2PD 15
　mm，m2PD 14 mm
b：症例 2：術後 2 年．近位爪郭の丸みと側爪郭
　のふくらみが再建されている．皮弁基部組織量
　の不足が原因で術後 4 か月に移植骨の露出・感
　染が生じ，骨掻爬・骨移植と示指尺側からの
　island flap による被覆が追加手術として行われ
　た．結果的に健側と近い太さとなっている．指
　腹部知覚：SWT 3.61，2 点識別不可能

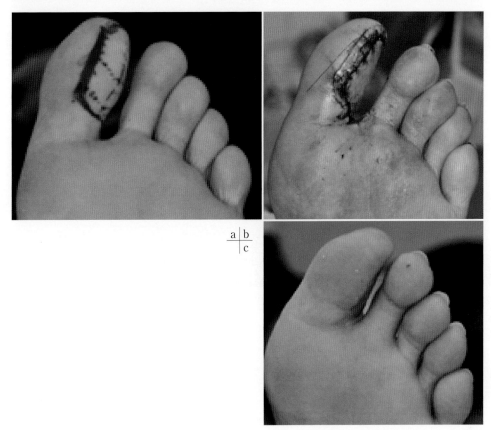

図 12. 待機的分層植皮によるドナー部瘢痕の縮小変化：25歳, 男性
a：デザイン　b：植皮手術時　c：術後1年

Semmes-Weinstein monofilament test, 2点識別
能を評価する. 少なくとも1年程度は知覚の改善
が進むため, 知覚再教育訓練と長期経過観察を行
う(図11).

7. ドナーの再建

皮弁採取部は人工真皮を貼付する. 手術翌日よ
り人工真皮部の保持のため, 移動は基本的に車い
す, トイレなどの必要時は踵歩行とする. 2週で
人工真皮のフィルムを除去し, 局所保存加療を継
続する. 2週経過後からは, 関節拘縮予防目的に
足趾に荷重した状態での歩行を励行し, 第1趾
MTP関節のストレッチを行う. ある程度肉芽が
増生してくれば, 足部の疼痛は少なくなる.

十分な肉芽形成を待ち(4週程度が多い), 鼠径
からの分層植皮を行う. 生着不良で瘢痕治癒した
部分は, 後に潰瘍や拘縮が生じやすいため, 陥凹
なく十分に肉芽の形成がなされるまで待機し, 植

皮の完全生着を心掛けることが重要である. この
待機的分層植皮では, 開放創の収縮, さらに植皮
瘢痕の収縮により, 足底面の瘢痕幅がデザイン時
よりも経時的に狭くなり荷重面にかかりにくく
なっていく(図12). 瘢痕が荷重面にかかりにくく
なると, 疼痛や胼胝・潰瘍形成といったWAFで
一般によくあるとされる術後合併症が最小限とな
る. ドナー部の治療期間が長くなることは欠点で
あるが, 希望に応じて植皮までの待機期間を外来
管理としている. 待機期間中の局所感染はほとん
ど経験しない. 再建指の骨癒合完成までの期間の
方が長く, 復職などへの主要な制限因子となるた
め, ドナー部の治療期間が社会生活上問題となる
ことは少ない.

デザイン幅が広かったため植皮瘢痕が収縮して
も瘢痕が足底荷重部にかかって潰瘍などの問題が
生じる場合や, 背側の植皮瘢痕部であっても靴と

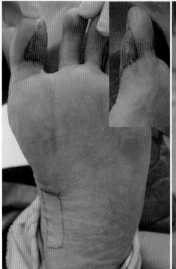
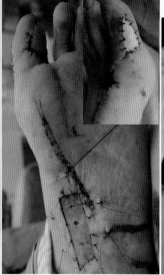
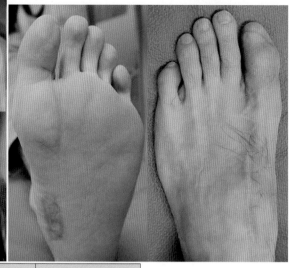

SAFE-Q score	WAF 手術前	足底皮膚による再植皮術前	再植皮術後 19 か月
痛み・痛み関連	100	92.1	100
身体機能・日常生活の状態	100	100	100
社会生活機能	100	95.8	100
靴関連	100	83.3	100
全体的健康観	100	95	100

a	b	c
d		

図 13. 植皮瘢痕部の修正手術：45 歳，男性
a：WAF 術後 6 か月．第 1 趾底側と脛側に易潰瘍形成部を認めた．
b：足底全層皮膚による再植皮
c：再植皮術後 19 か月
d：SAFE-Q によるドナー部評価の推移．再植皮後，愁訴のない状態にまで
　回復している．

の接触により潰瘍が形成しやすい箇所が生じる場合には，問題のある植皮瘢痕部を足底土踏まず部の全層植皮で置き換える（図 13）．この方法により WAF に伴うドナー合併症の問題はほぼ解決する．時間をかけた開放創部に足底皮膚の全層植皮を行っても完全な生着が得られないことが多いため，必ずドナーを一旦分層植皮で上皮化させてから，後日必要に応じて足底皮膚の全層植皮を行う．日本足の外科学会の Self-Administered Foot Evaluation Questionnaire（SAFE-Q）[14)～16)]がドナー部の評価として有用である．

WAF に伴うドナー部の問題を解決する他の方法としてドナーの被覆に皮弁を用いる方法も報告されているが，植皮は非常に簡便な方法であり上記工夫により合併症を十分に抑えることが出来て

いるため，筆者は皮弁を用いたドナーの被覆を行っていない．

まとめ

筆者が現在行っている方法にそって WAF について解説した．手指と足趾では形態がかなり異なるが，WAF の工夫次第で母指から小指までかなり手指に近い形態と機能が再建できる．太さの経時的変化への対応など，改善の余地がある問題もまだ残っており，今後もさらなる改良が期待される．

参考文献

1) Hirase, Y., et al.：Aesthetic fingertip reconstruction with a free vascularized nail graft：a review

of 60 flaps involving partial toe transfers. Plast Reconstr Surg. **99**：774-784, 1997.
Summary 筆者の方法の基礎となっている論文1.

2) Doi, K., et al.：The wrap-around flap in thumb reconstruction. Tech Hand Up Extrem Surg. **6**：124-132, 2002.
Summary 筆者の方法の基礎となっている論文2.

3) Matsusue, T., et al.：Changes in the size of the distal phalanx included in wrap-around flap and in the flap circumference for finger and thumb reconstruction. J Plast Reconstr Aesthet Surg, 2021.（published online. DOI：10.1016/j.bjps.2021. 05.054）
Summary WAF に含めた末節骨の大きさと皮弁周径の経時変化の報告.

4) Wei, F. C., et al.：Reconstruction of the thumb with a trimmed-toe transfer technique. Plast Reconstr Surg. **82**：506-515, 1988.

5) Yang, K., et al.：Resorption of iliac bone grafts following wrap-around flap for thumb reconstruction：a follow-up study. J Hand Surg Am. **45**：64. e1-64. e8, 2020.
Summary WAF に併用した移植腸骨の骨吸収量の報告.

6) 楠原廣久：Wrap around flap による母指の再建. 形成外科治療手技全書Ⅵ 再建外科. 櫻井裕之ほか編. 255-264, 克誠堂出版, 2021.
Summary 本論文であまり述べることができなかった神経血管の取り扱いや, twisted WAF について詳述されている.

7) Foucher, G., et al.：Custom-made free vascularized compound toe transfer for traumatic dorsal loss of the thumb. Plast Reconstr Surg. **87**：310-314, 1991.

8) Koshima, I.：Distal thumb reconstruction with a great toe partial-nail preserving transfer（discussion）. Plast Reconstr Surg. **101**：120-122, 1998.

9) Hou, Z., et al.：Anatomical classification of the first dorsal metatarsal artery and its clinical application. Plast Reconstr Surg. **132**：1028e-1039e, 2013.

10) Matsusue, T.：Evaluation of sensation in volume reduction techniques of a wrap-around flap. Microsurgery. **41**(6)：543-549, 2021.
Summary 母指以外の指再建で必須となる指腹部減量手技の詳細と, 知覚への影響について.

11) Buncke, H. J.：Sixty cases of partial or total toe transfer for repair of finger losses（discussion）. Plast Reconstr Surg. **92**：1339, 1993.

12) Adani, R., et al.：The aesthetic mini wrap-around technique for thumb reconstruction. Tech Hand Up Extrem Surg. **9**：42-46, 2005.

13) 松末武雄：遊離組織移植術における術後抗血栓療法は必要か？. 日マイクロ会誌. **32**：157-162, 2019.

14) Niki, H., et al.：Validity and reliability of a self-administered foot evaluation questionnaire （SAFE-Q）. J Orthop Sci. **18**：298-320, 2013.

15) 仁木久照ほか：委員会報告. 日本整形外科学会診断・評価等基準委員会, 日本足の外科学会診断・評価等基準委員会. 自己記入式足部足関節評価質問票 Self-Administered Foot Evaluation Questionnaire（SAFE-Q）. 日整会誌. **87**：451-487, 2013.

16) Niki, H., et al.：Responsiveness of the self-administered foot evaluation questionnaire（SAFE-Q） in patients with hallux valgus. J Orthop Sci. **22**：737-742, 2017.

PEPARS No.178：86-92, 2021

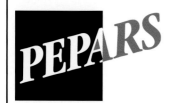

◆特集／レベルアップした再建手術を行うためにマスターする遊離皮弁

遊離空腸移植術

赤澤　聡*1　有川真生*2　景山大輔*3

Key Words：頭頚部再建（head and neck reconstruction），遊離空腸移植術（free jejunal transfer），咽喉食摘術（laryngo-pharyngoesophagectomy），Gambee 縫合（Gambee suture）

Abstract　　遊離空腸移植術は，下咽頭頚部食道再建における標準術式である．また，下咽頭部分切除術においても切除範囲が下咽頭に限局される場合には，遊離空腸パッチ移植術が施行されることが多い．当院では，① 空腸弁採取，② 腸管吻合（食道空腸吻合・咽頭空腸吻合），③ 血管吻合，④ 閉創・永久気管孔作成の順に行っている．遊離空腸移植術においては，術後の合併症を予防しスムーズな嚥下を獲得するには適切な腸管吻合を行わなければならない．腸管吻合は，形成外科医にとって馴染みの少ない手技ではあるが，十分に習熟する必要がある．

はじめに

遊離空腸移植術は，1959 年に Seidenberg らにより初めて報告された術式である[1]．近年ではマイクロサージャリー技術の進歩に伴い成功率も向上し，周術期合併症も少ない安定した術式となっている[2,3]．下咽頭頚部食道再建においては，皮弁を用いてロール状に再建する方法も報告されている[4]が，本邦では，現在においても標準術式は遊離空腸移植術である．また，下咽頭部分切除では切除範囲が下咽頭に限局し，喉頭部分切除を伴わない症例においては，下咽頭と同様の粘膜を有する遊離空腸パッチ移植による再建が行われる[5]．本稿では，我々が行っている咽喉食摘術における遊離空腸移植術および下咽頭部分切除時における遊離空腸パッチ移植術について報告する．

遊離空腸移植術（管状移植）

1．術前評価

遊離皮弁移植術術前と同様に全身合併症や手術・化学療法・放射線療法などの既往歴を確認する．手術や放射線治療歴がある症例では，頚部の皮膚性状を確認する必要がある．皮膚性状が不良で術後の頚部皮膚血流に不安がある場合は，大胸筋皮弁や DP 皮弁などによる頚部の皮膚再建も考慮する．術前 CT では，移植床血管となる動静脈について石灰化の有無や合併切除の可能性などを含めて評価を行う．また，切除範囲については，術前に切除医と十分に検討し，把握しておくことが重要である．

2．方　法

遊離空腸移植術は，① 空腸弁採取，② 腸管吻合（食道空腸吻合・咽頭空腸吻合），③ 血管吻合，④ 閉創・永久気管孔作成のパートに分けられる．腸管吻合と血管吻合の順序は，各施設により異なると思われるが，当院では血管吻合に先行して腸管吻合を行っている．血管吻合前であれば腸管の蠕動，腸液の流出や腸管断端からの出血がない状態

*1 Satoshi AKAZAWA，〒104-0045　東京都中央区築地 5-1-1　国立がん研究センター中央病院形成外科，科長
*2 Masaki ARIKAWA，同，医長
*3 Daisuke KAGEYAMA，同，医員

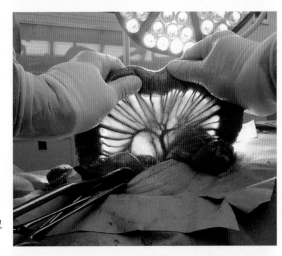

図 1.
空腸腸間膜血管係蹄の確認

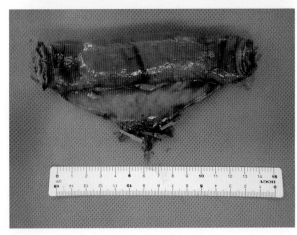

図 2.
採取した空腸弁
血管茎は長く剥離する．この症例では
動脈（緑クリップ）が2本含まれていた．

で腸管吻合を行うことができるため吻合が容易であるという利点がある．欠点は，阻血状態の腸管は短縮しているため，血流再開後の腸管長を想定して吻合する必要があることである．また，腸管は阻血時間が4時間を超えると筋層壊死により腸管の不可逆的な変化が生じると言われている[6]．そのため，血管吻合にかかる時間を考慮して阻血時間が2時間を超えた場合は，腸管吻合の途中でも血管吻合を行い，阻血時間が3時間を超えないようにしている．

A．空腸弁採取

切除からスムーズに再建に移行できるように切除終了の1時間程度前より空腸弁採取を開始する．通常は15〜20 cm程度の空腸を第2もしくは第3空腸動脈を血管茎として採取する．この時，腸間膜裏面に光を当て，透見すると血管係蹄が確認しやすい（図1）．空腸採取を行う外科医とともに血管茎を確認し採取部位を決定する．血管茎を長く剥離し，血管茎周囲の腸間膜脂肪をあらかじめ処理しておくと血管吻合時の操作がやりやすくなるため，当院では最後に再建外科医が血管茎の剥離を行うようにしている（図2）．

B．腸管吻合

腸管吻合については，通常の咽喉食摘術の欠損であれば食道空腸吻合，咽頭空腸吻合の順で縫合している．しかし，咽頭側の切除が高位になる場合や食道側の切除が低位に（深く）なる場合には，吻合が困難な方から吻合を行うようにしている．国内における多施設共同研究により，再建空腸にテンションをかけた方が嚥下障害の発生が少ないと報告されている[7][8]．どの程度のテンションをかけるのが適切かについては一定の見解はないが，血流再開後の腸管が弛まないように吻合する必要がある．先ほど述べたように阻血状態の腸管は短

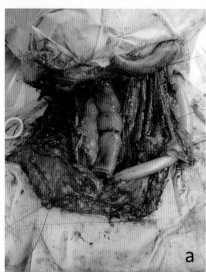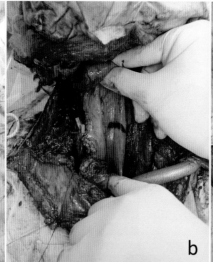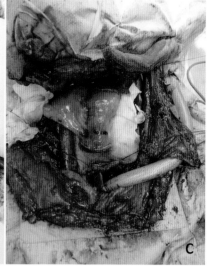

図 3. 吻合位置の決定
　a：血管吻合を想定した位置に血管茎を配置して採取した空腸弁を配置（血管茎のある部分の
　　腸管上に皮膚ペンでマーキング）
　b：頭尾側に空腸を伸展させて食道側吻合位置を決定する．
　c：肛門側のトリミングが終了したところ

縮しているため，血流再開後に腸管が伸展することを想定して腸管の長さを決定して吻合する必要がある．そのため，移植床血管の位置から血管吻合部位を想定し，そこに空腸血管茎を配置した状態で（図3-a）咽頭側，食道側に移植空腸を伸展し，血流再開時の腸管長を確認して肛門側吻合部位を決定する．吻合部位が決まったら腸間膜を処理して余剰腸管をトリミングする（図3-b, c）．トリミング後の腸管断端は適宜止血する．

1）食道空腸吻合

　食道空腸吻合については，器械吻合法を用いる方法もあるが，狭窄発生率が高いという報告も散見されるため[9)10)]，当院では手縫い吻合法を行っている．縫合糸は 3-0 バイクリルもしくは 4-0 PDS を用いて行う．食道空腸吻合，咽頭空腸吻合のどちらも同じ方法で行う（図4）．まず，後壁より吻合を開始する．両側端は垂直マットレス縫合とし，それ以外は内反一層吻合としている．両側端は空腸側より垂直マットレス縫合を行い結紮せず（untie）として支持糸とする．続いて，図4のように後壁正中から順番に均等に縫合を行う．食道断端と空腸断端を少し離しておくと縫合しやすい．縫合した糸は，すべて結紮せずモスキートな

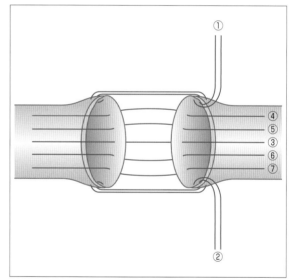

図 4. 腸管吻合（後壁吻合の場合）
両側端と中央の糸との間を均等に縫合する（咽頭空腸吻合では pitch が 1 cm 弱となるように縫合する）．

どで把持しておく．結紮しないことで針の刺入点，刺出点が確認でき縫合時のガイドとなる．縫合が終わったら腸管断端を寄せて，すべてを結紮して前壁に移る．前壁は Gambee 一層吻合で行う．最初に両端を Gambee 一層吻合で 1 針縫合，結紮して支持糸とする．その後は，後壁と同様に正中から等間隔になるように分割しながら縫合し

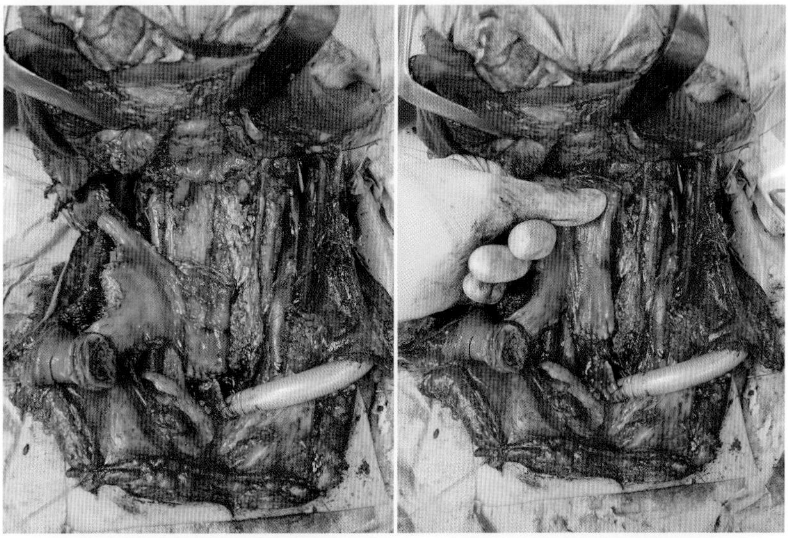

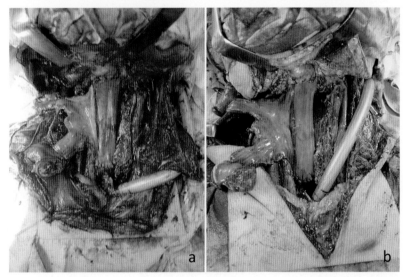

図 5.
咽頭側のトリミング
    a：トリミング後の状態
    b：咽頭側に空腸を伸展
      させた状態

図 6.
吻合終了後
    a：血流再開前
    b：血流再開後
      空腸は弛まず再建できて
      いる．

ていく．最後にすべての糸を結紮して前壁・後壁と吻合部を確認し，必要があれば追加針を入れて補強する．

2）咽頭空腸吻合

　食道空腸吻合終了後に再度，血流再開時の空腸長を確認するために空腸を伸展させる（図5）．伸展させた状態で咽頭側吻合部となる部位をマーキングし，余剰な腸管に関してはモニター空腸とする部分を残して腸間膜を処理し，トリミングする．吻合は，食道空腸吻合と同様に行う．後壁より開始し，咽頭側両側壁（両側扁桃部分）と空腸両側端を空腸側より垂直マットレス縫合を行い結紮せず支持糸とする．その後は，後壁正中から均等に内反一層吻合を行うが，食道空腸吻合と比較し

て口径差があるため，咽頭側の pitch が 1 cm 弱となるように吻合数を調整する．最後にかけた糸を結紮することになるが，この時に助手が空腸を伸展させて吻合部に緊張がない状態とし，腸管が内反するように補助することで粘膜外反を予防することができる．後壁の結紮が終了したら，前壁両端を Gambee 一層吻合で 1 針縫合，結紮して支持糸とする．ここで前壁における咽頭側と空腸側との口径差を確認し，必要があれば空腸前壁正中を縦切開し口径差を調整する．前壁も同様に均等に分割しながら縫合する．咽頭側の径が大きいため縫合時には放射状に縫合することを意識する．すべての糸を結紮し終えたら，吻合部を確認し，必要があれば追加針を入れて補強する（図6）．吻合

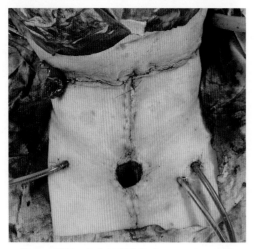

図 7. 閉創，永久気管孔作成，モニター空腸
　　　表在化

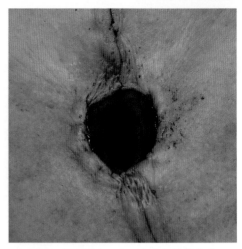

図 8. 埋没縫合による永久気管孔作成

終了後に術後栄養管理のために feeding tube（8〜10 Fr）を挿入する．

C．血管吻合

切除終了後（空腸弁採取開始後）に移植床血管の評価を行い使用する血管を決定する．術前に想定していた血管が使用可能な口径であるかどうか，拍出に問題がないかなどを確認する．通常，動脈は上甲状腺動脈もしくは頸横動脈が選択肢となることが多い．それらが使用できない場合は，顔面動脈，舌動脈などが候補となる．静脈は，内頸静脈本幹もしくはその分枝，外頸静脈が選択肢となる．腸間膜内の動静脈の位置関係も考慮して動静脈吻合の配置を検討する．

D．閉創，永久気管孔作成

血管吻合後は，温生食により洗浄を行い，止血を確認する．ドレーンは閉鎖式陰圧ドレーンを用いている．咽頭喉頭食道摘出術および両側頸部郭清であれば，両側頸部郭清部（胸鎖乳突筋内側），移植空腸裏面から食道空腸吻合部近傍，頤下（咽頭空腸吻合部）の計4本を留置している．特に，頤下は，形態上頸部皮弁下に死腔を形成しやすい．咽頭吻合部の裏打ちとなる頤下で術後に死腔を生じると縫合不全を起こす原因となるため必ずドレーンを留置する．最後に永久気管孔を作成し，モニター空腸を表在化して閉創する（図7）．永久気管孔作成は，嶋本ら[11]が報告した埋没法を用い

て行っている．まず，気管が縦隔に引き込まれることによる気管孔縫合部の緊張を減ずるために，気管を胸骨上端の骨膜に 2-0 ナイロンを用いて固定する．その後，3-0 PDS，4-0 PDS を用いて埋没縫合により永久気管孔を作成する．埋没縫合を行うことで気管軟骨断端および気管周囲皮膚断端を露出させない縫合が可能で気管孔狭窄を予防する効果がある．また縫合糸がないことで喀痰の付着もなく術後管理が容易である（図8）．

3．術後管理

当院では術後は抜管して集中治療室に入室し，術後2〜5日間は集中治療室で麻酔・集中治療科とともに術後管理を行っている．集中治療室ではあるが，術後1日目より歩行を開始するようにし，早期離床を図っている．皮弁血流モニタリングは，頸部に表在化したモニター空腸で行う．モニター空腸は術後1週間後に切離する．術後透視は，通常の症例では術後1週間を目安に行っている．放射線治療歴のある症例では，術後2週間で術後透視を行っている．術後透視により縫合不全や吻合部狭窄の有無を確認し，経口摂取を開始する．術後透視で縫合不全を認めなかった症例でも遅れて縫合不全を生じる症例もあるため，経口摂取開始後も頸部の所見には注意を払う必要がある．

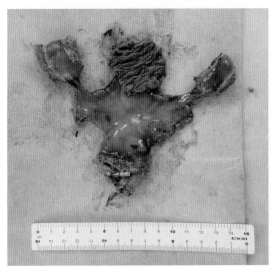

図 9. 遊離空腸パッチ
腸管を切り開きパッチ状にしたところ

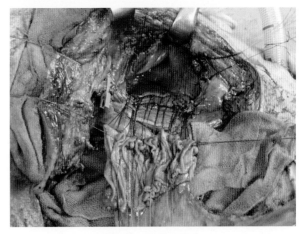

図 10. 後壁の縫合
均等に分割しながら縫合する．Untie としておくと縫合しやすい．（この症例では後壁は垂直マットレス縫合としている）

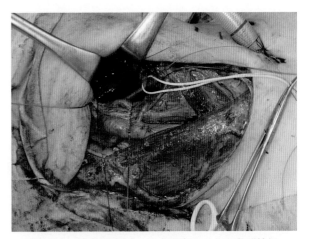

図 11. 黄色の血管テープが温存された上喉頭神経

下咽頭部分切除

1．適　応

　下咽頭部分切除術では，遊離空腸パッチもしくは前腕皮弁，前外側大腿皮弁，鼠径皮弁などの薄くしなやかな皮弁による再建が行われる．遊離空腸パッチによる再建では，下咽頭と同様の粘膜による再建が可能であり，腸液分泌もあり食塊の通過がスムーズであることが利点である．一方で，切除が喉頭に及ぶ場合には腸液による誤嚥が生じることが問題となる．また，披裂喉頭蓋ひだを再建する必要がある場合には，皮弁による再建が適している[12]．そのため，遊離空腸パッチによる再建が適応となるのは，切除が下咽頭に限局し，喉頭に切除が及ばない症例である．

2．方　法

　移植空腸の採取は，通常の遊離空腸移植術と同様に行う．採取する腸管の長さは，欠損長に加えてモニター空腸を作成する必要があるため 10～20 cm 程度採取する．採取した腸管を切開して空腸パッチグラフトを作成する（図9）．切開部位は腸間膜対側であればどこでもよいが，欠損部位を確認して腸間膜付着部が吻合血管側に配置されるように調整する．通常は空腸ヒダが横方向になるように配置して縫合する．空腸ヒダが縦方向に配置されるように縫合する方法[13]も報告されている

が，この場合は欠損の長軸が 7 cm 程度までであれば可能である．それ以上となる場合は，腸管長が足りなくなる恐れがあるので注意が必要である．縫合は最深部となる健側後壁断端より行う．遊離空腸パッチ縫い付け時も後壁部分と咽頭側，食道側の椎前部と接する部位では内反一層吻合とし，組織による裏打ちがない側壁部分は Gambee 一層吻合で行っている．遊離空腸パッチ縫合時も後壁，咽頭側，食道側，側壁と部位を分けて，それぞれ untie 法で均等に分割しながら行うと縫合しやすい（図10）．また，術野を上喉頭神経が横断していることがあるため，縫合時には過度の牽引や縫い込みに注意が必要である（図11）．空腸パッ

チグラフト吻合後に血管吻合を行う．洗浄止血を確認し，ドレーンを留置して最後にモニター空腸を表在化して閉創する．術後管理は，遊離空腸移植術（管状移植）と同様に行う．

まとめ

咽喉食摘術後の遊離空腸移植術および下咽頭部分切除時の遊離空腸パッチ移植術について当院で行っている方法について報告した．咽喉食摘術後の遊離空腸移植術は，標準化された術式である．形成外科医にとって腸管吻合は馴染みのない手技の1つではあるが，腸管吻合手技に習熟し確実な吻合を行うことで縫合不全や吻合部狭窄などの合併症の発生を予防する必要がある．

参考文献

1) Seidenberg, B., et al.：Immediate reconstruction of the cervical esophagus by a revascularized isolated jejunal segment. Ann Surg. **149**(2)：162-171, 1959.
2) 赤澤　聡ほか：咽喉食摘術に対する遊離空腸移植症例の術後合併症についての検討．頭頸部癌．**36**(1)：73-76, 2010.
3) Sarukawa, S., et al.：Standardization of free jejunum transfer after total pharyngolaryngoesophagectomy. Laryngoscope. **116**：976-981, 2006.
4) Piazza, C., et al.：Reconstructive options after total laryngectomy with subtotal or circumferential hypopharyngectomy and cervical esophagectomy. Curr Opin Otolaryngol Head Neck Surg. **20**：77-88, 2012.
5) Miyamoto, S., et al.：Free jejunal patch graft for reconstruction after partial hypopharyngectomy with laryngeal preservation. Arch Otolaryngol Head Neck Surg. **137**：181-186, 2011.
6) Olding, M., et al.：Ischemic tolerance of canine jejunal flaps. Plast Reconstr Surg. **94**(1)：167-173, 1994.
7) 杉山成史ほか：咽頭喉頭食道摘出後の再建における多施設共同研究．頭頸部癌．**32**(4)：486-493, 2006.
8) Tachibana, S., et al.：Efficacy of tensed and straight free jejunum transfer for the reduction of postoperative dysphagia. Plast Reconstr Surg Glob Open. **5**(12)：e1599, 2017.
9) Nakatsuka, T., et al.：Comparative evaluation in pharyngo-oesophageal reconstruction：radial forearm flap compared with jejunal flap. A 10-year experience. Scand J Plast Reconstr Surg Hand Surg. **32**(3)：307-310, 1998.
10) 那須　隆ほか：遊離空腸による頭頸部癌再建の術後合併症と摂食に関する検討．頭頸部癌．**35**(3)：293-299, 2009.
11) 嶋本　涼ほか：埋没縫合を用いた永久気管孔作成術．頭頸部癌．**40**(1)：107-113, 2014.
12) Sakuraba, M., et al.：Three-dimensional reconstruction of supraglottic structures after partial pharyngolaryngectomy for hypopharyngeal cancer. Jpn J Clin Oncol. **38**：408-413, 2008.
13) Okazaki, M., et al.：Ninety-degree transposed free jejunal patch transfer for hypopharyngeal reconstruction following partial hypopharyngectomy. Plast Reconstr Surg. **122**：143e-144e, 2008.

足爪治療 マスターBOOK

好評

足爪治療 マスターBOOK
Step by Step で手技がわかる！
全日本病院出版会

編集	高山かおる	埼玉県済生会川口総合病院皮膚科 主任部長
	齋藤　昌孝	慶應義塾大学医学部皮膚科 専任講師
	山口　健一	爪と皮膚の診療所 形成外科・皮膚科 院長

2020 年 12 月発行　B5 判　オールカラー
232 頁　定価 6,600 円（本体 6,000 円＋税）

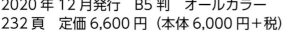
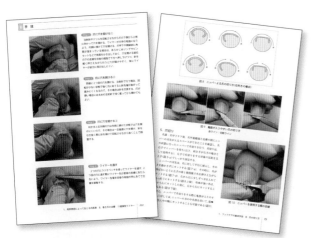

足爪の解剖から診方、手技、治療に使用する器具までを徹底的に解説！

種類の多い巻き爪・陥入爪治療の手技は、巻き爪：8 手技、陥入爪：7 手技を Step by Step のコマ送り形式で詳細に解説しました。

3 名の編者が語り尽くした**足爪座談会**と、「肥厚爪の削り方」の手技の解説動画も収録！

初学者・熟練者間わず、医師、看護師、介護職、セラピスト、ネイリストなど、フットケアにかかわるすべての方に役立つ 1 冊です！

Ⅰ　イントロダクション —爪治療にどう向き合うか—
Ⅱ　爪の解剖 —爪をすみずみまで理解する—
Ⅲ　爪の診方 —まず何を診るか—
Ⅳ　爪疾患の診方 —疾患を知って，診断をマスターする—
　1. 局所原因によって生じる爪疾患の診方
　2. 爪の炎症性疾患の診方
　3. 爪部の腫瘍性病変の診方
Ⅴ　治療の基本編 —治療を始める前にマスターしたいこと—
　1. フットケアの基本手技
　　A. グラインダーの使い方／B. 爪の切り方
　　C. 肥厚爪の削り方／D. 足トラブルを招かないための靴選び
　2. 爪治療の麻酔法
　　A. 趾神経ブロックによる爪部の局所麻酔
　　B. ウイングブロックによる爪部の局所麻酔
Ⅵ　治療の実践編 —さあ爪治療をマスターしよう！—
　1. 局所原因によって生じる爪疾患
　　A. 爪治療フローチャート
　　B. 巻き爪の治療
　　　1）超弾性ワイヤー／2）3TO（VHO）巻き爪矯正法
　　　3）B/S® SPANGE／4）ペディグラス
　　　5）巻き爪マイスター®／6）Dr. Scholl 巻き爪用クリップ®
　　　7）巻き爪ロボ／8）PEDI+® Pt. Gel

　C. 陥入爪の治療
　　　1）アンカーテーピング法および window テーピング法
　　　2）肉芽埋没法／3）ガター法／4）コットンパッキング
　　　5）爪母温存爪甲側縁楔状切除術
　　　6）爪甲・爪母を温存した陥入爪手術（塩之谷法）
　　　7）NaOH 法（フェノール法）
　2. 爪の炎症性疾患の治療
　3. 爪周囲のいぼの治療
　4. 爪部腫瘍性病変の手術療法
　5. 爪に関連する手術・処置の保険上の注意
Ⅶ　わたしの治療セット
　1. パターン①／2. パターン②
　3. パターン③／4. パターン④
足爪座談会／索　引

COLUMN
1. 爪甲鉤弯症という病気
2. 注射が痛いのは針を刺す時だけではない
3. 巻き爪に対する外科治療—アメリカにおける治療の考え方—
4. ワイヤー治療の失敗例
5. 陥入爪・巻き爪の手術に伴うトラブル

全日本病院出版会
〒113-0033 東京都文京区本郷 3-16-4　Tel：03-5689-5989
www.zenniti.com
Fax：03-5689-8030

PEPARS No.178：94-98，2021

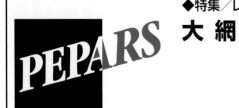

大 網

亀井　譲*

Key Words：大網(omentum)，マイクロサージャリー(microsurgery)，血管茎(pedicle)，遊離皮弁(free flap)

Abstract　　マイクロサージャリーの発展により遊離組織移植が多く行われるようになり，それとともに移植組織である皮弁にも工夫がなされている．腹腔内組織である大網は，長い血管茎を持ち，血流が豊富で，複雑な欠損の充填や，感染創の治療に多く用いられる．大網も他の皮弁と同様に工夫がなされ利用されるようになってきた．

　　ここでは，大網の血管解剖の特徴について述べるとともにその利用法について述べる．大網を右・中・左大網動静脈により分割して2葉にして利用することや，bridge flap の first flap としての利用など，レベルアップした利用法を紹介する．

はじめに

　近年，各領域における再建手術は，マイクロサージャリーの発展により大いに発展してきた[1)~3)]．また，移植組織である皮弁においても，各種工夫がなされ発展し続けている．腹腔内組織においても，空腸移植や大網移植，あるいは腹腔内の動脈を移植床血管として利用する遊離組織移植も行われるようになってきた[4)~6)]．特に大網は，長い血管茎を持ち，血流が豊富で，複雑な欠損の充填や，感染創の治療に多く用いられ，また移植床血管としても多く利用されている．ここでは，大網の血管解剖の特徴について述べるとともにその利用法について述べる．

大網弁の血管解剖

　大網は，胃の大彎側から結腸間膜とともに横行結腸につながる血管，リンパ球と脂肪で構成される組織である．左右の胃大網動静脈より栄養され，右・中・左および副大網動静脈より構成される．右胃大網動脈は胃十二指腸動脈から分枝し，左胃大網動脈は脾動脈からそれぞれ分枝する．左右および中大網動脈は下方の横行結腸付近でネットワークを形成している．右胃大網動静脈優位と言われているが，左右どちらでも挙上することができる．実際には，左胃大網動脈は，脾動脈が腹腔内のかなり深いところに存在しているため，煩雑な操作により脾門部からの出血を起こしやすい．したがって，右胃大網動静脈を血管茎として用いることが多い．

　静脈は，右胃大網静脈は上腸間膜静脈を経て門脈へ流入し，左胃大網静脈は脾静脈からやはり門脈へと流入する．利用される大網弁内において

＊　Yuzuru KAMEI，〒466-8560　名古屋市昭和区　鶴舞町65　名古屋大学医学部形成外科，教授

図 1.

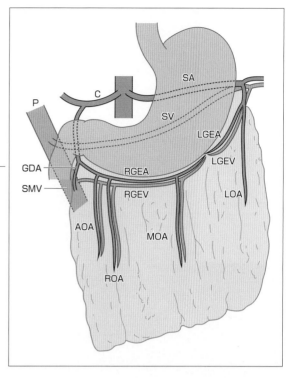

大網の血管解剖
C：総肝動脈　　　　GDA：胃十二指腸動脈
RGEA：右胃大網動脈　LGEA：左胃大網動脈
SA：脾動脈　　　　　ROA：右大網動脈
MOA：中大網動脈　　LOA：左大網動脈
AOA：副大網動脈　　P：門脈
SMV：上腸間膜静脈　SV：脾静脈
RGEV：右胃大網静脈　LGEV：左胃大網静脈

は，静脈は動脈と伴走している（図1）.

右胃大網動静脈の血管茎の太さは，動脈が平均 2.8 mm，静脈が3.2 mm という報告があり[7]，我々の経験上も同様である.

遊離大網移植の適応

大網はリンパ球に富むことから感染創に有用で，特にその可塑性から隙間なく充填でき，複雑な欠損創によい適応と考える. また，長い血管径を有することから欠損の近くに適当な移植床血管が存在しない場合にも有用である. 具体的には骨髄炎，放射線潰瘍，外傷による広範囲組織欠損などである.

基本的な再建

まず欠損部の状況を把握した後，移植床血管を同定する. 大網の静脈は空腸と同様太く拡張しやすいので，太めの静脈を移植床静脈として選択する. 移植床動静脈が同定できたなら，必要な大網の量と必要な血管茎の長さを明らかにしてから開

腹操作に移る. 右胃大網動静脈を中心に，左右および中大網動静脈を利用してデザインし必要な分だけ採取する. 左大網動脈と中大網動脈のネットワークを利用すると20 cm 以上の血管茎を持つ充填組織として利用することができる（図2）. 移植時には，通常の皮弁と異なり柔軟性に富んでいるため，数か所大網を固定する必要がある. 皮膚成分が必要な場合は網状植皮を行う.

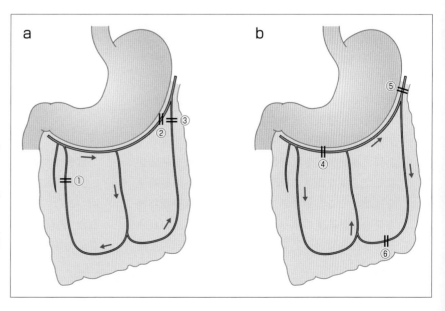

図 2.

大網採取の仕方
　a：通常の大網採取
　　①右大網動静脈，②左胃大網動静脈，③左大網動静脈を切離する.
　b：血管のネットワークを利用して長い血管茎を作成できる.
　　④右胃大網動静脈，⑤左胃大網動静脈，⑥左大網動静脈と中大網動静脈のネットワークを切離する.

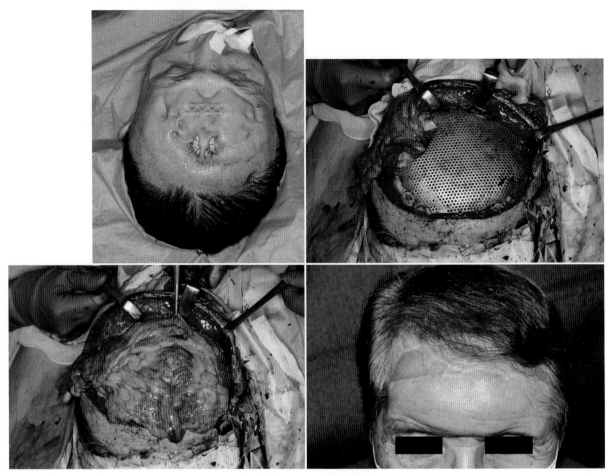

図 3. 症例 1：68 歳，男性

a	b
c	d

a：術前写真．前額部にプレート露出を伴う潰瘍を認める．
b：術中写真．硬膜の上に分割した大網を充填し，その上にチタンメッシュにて
　硬性再建を行った．
c：術中写真．チタンメッシュの上を分割した大網にて被覆した．
d：術後 5 年．チタンメッシュの露出もなく経過良好である．

レベルアップした再建

　大網では血管のネットワークを利用することで，長い血管径を作成することや，数本に分枝する血管を利用して 2 葉，あるいは 3 葉に分割して利用することができる．また，血管茎の長さが足りなくて，静脈移植が必要になった場合，右胃大網動静脈を利用すると安全に血管吻合ができる．右胃大網動静脈を大彎側に沿って胃壁枝を結紮切除して必要な長さを採取する．約 20 cm の動静脈を採取することができる．これは単なる静脈移植と異なり動静脈のネットワークも存在し，いわゆる生きた血管移植と考える．さらに，通常の遊離

大網移植の右胃大網動静脈の遠位端に血管吻合を行う，いわゆる bridge flap の first flap として利用することも可能である[8]．右胃大網動静脈の遠位では血管が細くなるため，胃壁枝や大網動静脈への分枝部を使って Y-cut 法により血管径を太くして用いることができる[8]．

症 例

症例 1：68 歳，男性

　26 年前に他院にて，前頭洞原発腫瘍(詳細は不明)にて手術を受け，人工骨にて前頭骨を再建された．術後放射線治療を受け，感染を繰り返し，保存的治療を受けていたが，皮膚潰瘍が生じ当院に

図 4.

症例2：30歳，男性

a：術前写真．右前額部に皮膚拡張器を挿
　　入し拡張後，切除，再建を行った．

b：術中写真．左頬部皮膚，鼻，左眼球お
　　よび左前額部の一部が切除され，拡張し
　　た前額皮弁にて鼻を再建したところ．左
　　顔面動静脈を移植床血管として遊離腹直
　　筋皮弁を行った．

c：再手術．左顔面動静脈に右胃大網動静
　　脈を吻合し，その遠位に外側大腿回旋動
　　静脈の下行枝を吻合することで前外側大
　　腿皮弁を移植した．

　　ALT：前外側大腿皮弁，RGEA，V：
　　右胃大網動静脈

d：術後1年．鼻形成および皮弁の修正を
　　予定していたが転院となった．

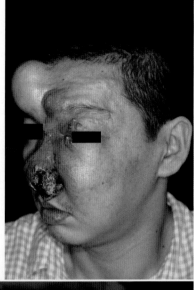
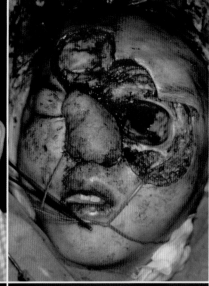

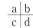

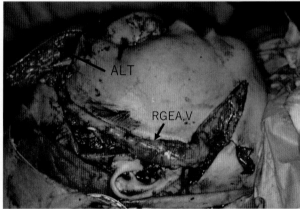
ALT
RGEA,V

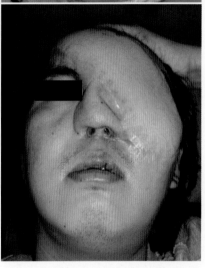

紹介された．前額部に人工骨およびプレートの露
出を伴う潰瘍を認めた(図3-a)．硬膜は，瘢痕で硬
くなっておりチタンメッシュとの間に死腔ができ
ることが予想されたため2葉に分割した大網によ
る再建を行った．人工骨を摘出してデブリードマ
ン後，分割した大網を充填し，その上をチタンメッ
シュにて硬性再建を行い(図3-b)，その上を分割
した大網で被覆した(図3-c)．皮膚欠損部には大
網上に網状植皮を行った．術後5年でチタンメッ
シュの露出もなく良好な経過であった(図3-d)．

　症例2：30歳，男性

　左顔面の動静脈奇形により出血を繰り返し，大
量出血により緊急入院し，輸血にて管理され全身
状態が落ち着いたところで当科に紹介された．耳

鼻科医にて，左頬部皮膚，鼻，眼球摘出が予定さ
れていたため，まず前額部に皮膚拡張器を挿入し
皮膚を拡張した後に切除再建術を施行した(図4-
a)．鼻は拡張した前額皮弁にて再建し，左頬部，
上顎，眼窩部を含めて遊離腹直筋皮弁にて再建し
た．移植床血管は左顔面動静脈を利用した(図4-
b)．しかしながら翌日血栓形成により再吻合する
も翌々日さらに動脈血栓により皮弁が壊死した．
血栓形成の原因は不明であったが，これ以上移植
床血管として血管異常の feeding artery を利用す
ることを避け，右側の顔面動静脈を移植床血管と
して大網動静脈を移植し，その末梢に前外側大腿
皮弁を移植することとした(図4-c)．術後経過良
好で出血もなく，本人の都合で転院した(図4-d)．

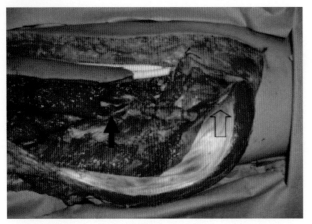

図 5. 16 cm の右胃大網動静脈をグラフトとして用い，
　　遊離腓骨皮弁移植を行った.
⇨：右胃大網動静脈を外側大腿回旋動静脈上行枝に吻合
➡：右胃大網動静脈の遠位に腓骨動静脈を吻合した.
(Kamei, Y., et al.：Combined fibula osteocutaneous and
omental flaps. Plast ReconstrSurg 119：1499-1504, 2007
より転載)

症例 3：14 歳，男性

　左大腿骨骨肉腫にて大腿骨および大腿動静脈が
切除された. 大腿骨再建を遊離腓骨皮弁と髄内釘
にて行う予定であったが，大腿動静脈が人工血管
にて再建され再建すべき大腿骨欠損部付近に，腓
骨皮弁のための利用できる移植床血管がなかっ
た. そこで 16 cm の右胃大網動静脈を採取して，
外側大腿回旋動静脈上行枝に吻合を行い，その遠
位に腓骨動静脈を吻合することで再建した(図
5). 術後経過は良好で 6 か月後には腓骨の癒合も
得られた.

合併症

　大網採取には，開腹操作を伴うため，再建材料
として選択することを懸念されがちである. 大網
採取における合併症としては癒着による腸閉塞，
胃の血流不全による胃潰瘍の悪化，腹壁瘢痕ヘル
ニアなどが挙げられる. 我々も必ずしも第一選択
として用いるわけではないが，長い血管茎を必要
とする場合，欠損が複雑で単純に筋弁では充填し
きれない場合，あるいは移植床血管の動静脈が離
れて存在する場合には，躊躇なく大網を利用する
ようにしている. 大網は，再建材料としても移植
床血管としても有用であると思われる.

まとめ

　大網を遊離組織移植として用いるための血管解
剖について述べるとともにその利用法を述べた.
分割利用や bridge flap としての利用などレベル
アップした利用法も有用であると考えられる.

参考文献

1) Mulholland, S., et al.：Recipient vessels in head
and neck microsurgery：Radiation effect and
vessel access. Plast Reconstr Surg. 92：628-632,
1993.
　Summary　放射線照射後の移植床血管の選択に
ついて述べた有用な文献.
2) Wei, F. C., et al.：The outcome of failed free flap
in head and neck and extremity reconstruc-
tion：What is next in the reconstructive ladder?
Plast Reconstr Surg. 108：1154-1160, 2001.
3) Wei, F. C., et al.：Combined anterolateral thigh
flap and vascularized fibula osteoseptocutaneous
flap in reconstruction of extensive composite
mandibular defects. Plast Reconstr Surg. 109：
45-52, 2002.
　Summary　マイクロサージャリーの応用編と言
える文献.
4) 草野敏臣ほか：胃大網動脈を用いた肝動脈再建
法；上部胆管癌に対して. 日外会誌. 91：1749-
1751，1989.
5) 野平久仁彦ほか：腹部外科手術におけるマイクロ
サージャリーの応用. 手術. 46：1919-1926, 1992.
6) Harii, K., Ohmori, S.：Use of the gastroepiploic
vessels as recipient or donor vessels in the free
transfer of composite flaps by microvascular
anastomosis. Plast Reconstr Surg. 52：541-548,
1973.
　Summary　胃大網動静脈を移植床血管として用
いた初めての文献.
7) Berish, S., Han-Liang, Y.：Greater omentum trans-
fer. Atlas of microvascular surgery 2nd ed. Timo-
thy, H., ed. pp543-554, Thieme, New York, 2006.
8) Kamei, Y., et al.：Analysis of 13 cases with gas-
troepiploic vessels used as grafts. J Reconstr
Microsurg. 24：515-518, 2008.
　Summary　右胃大網動静脈をグラフトあるいは
bridge flap の first flap として用いた文献.

第 65 回日本形成外科学会総会・学術集会

会　期：2022 年 4 月 20 日（水）〜 22 日（金）

　　　　（前日に理事会，評議員会，春季学術講習会を開催します）

会　長：上田晃一（大阪医科薬科大学形成外科学教授）

会　場：ザ・リッツカールトン大阪、ハービスホール他

　　　　〒 530-0001　大阪府大阪市北区梅田 2-5-25　TEL：06-6343-7000

テーマ：形成外科とテクノロジーの融合

演題募集方法：インターネットによるオンライン演題募集

募集期間：2021 年 9 月 13 日（月）〜 10 月 29 日（金）

学術集会ホームページ：https://convention.jtbcom.co.jp/jsprs2022/index.html

併　催：The14th World Congress of The International Cleft Lip and Palate Foundation
　　　　CLEFT OSAKA2022

＊第 65 回日本形成外科学会総会学術集会の参加者には CLEFT OSAKA2022 参加費の減額設定があります。

学会事務局：

　　大阪医科薬科大学形成外科学教室内

　　〒 569-8686　大阪府高槻市大学町 2-7

　　TEL：072-683-1221（内線 6895）　FAX：072-683-3721

運営事務局（お問い合わせ先）：

　　株式会社 JTB コミュニケーションデザイン　事業共創部　コンベンション第二事業局内

　　〒 541-0056　大阪府大阪市中央区久太郎町 2-1-25　JTB ビル 7 階

　　TEL：06-4694-8869　FAX：06-4964-8804

　　E-mail：jsprs65@jtbcom.co.jp

◀詳細は学会 HP を
チェック！

The14th World Congress of The International Cleft Lip and Palate Foundation CLEFT OSAKA2022

会　期：2022 年 4 月 20 日（水）〜 22 日（金）

会　長：上田晃一（大阪医科薬科大学形成外科学教授）

会　場：オーバルホールほか（毎日新聞大阪本社ビル）

　　　　〒 530-0001　大阪府大阪市北区梅田 3-4-5　TEL：06-6346-8351

演題募集方法：インターネットによるオンライン演題募集

学術集会ホームページ：https://convention.jtbcom.co.jp/cleft2022/

併　催：第 65 回日本形成外科学会総会学術集会

＊CLEFT OSAKA2022 に参加登録費には、第 65 回日本形成外科学会総会学術集会の参加費を含みます。

学会事務局：

　　大阪医科薬科大学形成外科学教室内

　　〒 569-8686 大阪府高槻市大学町 2-7

　　TEL：072-683-1221（内線 6895）　FAX：072-683-3721

運営事務局（お問い合わせ先）：

　　株式会社 JTB コミュニケーションデザイン　事業共創部　コンベンション第二事業局内

　　〒 541-0056 大阪府大阪市中央区久太郎町 2-1-25　JTB ビル 7 階

　　TEL：06-4694-8869　FAX：06-4964-8804

　　E-mail：jsprs65@jtbcom.co.jp

◀詳細は学会 HP を
チェック

FAX による注文・住所変更届け

改定：2015 年 1 月

　毎度ご購読いただきましてありがとうございます．

　読者の皆様方に小社の本をより確実にお届けさせていただくために，FAX でのご注文・住所変更届けを受けつけております．この機会に是非ご利用ください．

◇ご利用方法

　FAX 専用注文書・住所変更届けは，そのまま切り離して FAX 用紙としてご利用ください．また，注文の場合手続き終了後，ご購入商品と郵便振替用紙を同封してお送りいたします．**代金が 5,000 円をこえる場合，代金引換便とさせて頂きます．**その他，申し込み・変更届けの方法は電話，郵便はがきも同様です．

◇代金引換について

　本の代金が 5,000 円をこえる場合，代金引換とさせて頂きます．配達員が商品をお届けした際に，現金またはクレジットカード・デビットカードにて代金を配達員にお支払い下さい(本の代金＋消費税＋送料)．(※年間定期購読と同時に 5,000 円をこえるご注文を頂いた場合は代金引換とはなりません．郵便振替用紙を同封して発送いたします．代金後払いという形になります．送料は定期購読を含むご注文の場合は頂きません)

◇年間定期購読のお申し込みについて

　年間定期購読は，1 年分を前金で頂いておりますため，代金引換とはなりません．郵便振替用紙を本と同封または別送いたします．送料無料，また何月号からでもお申込み頂けます．

　毎年末，次年度定期購読のご案内をお送りいたしますので，定期購読更新のお手間が非常に少なく済みます．

◇住所変更届けについて

　年間購読をお申し込みされております方は，その期間中お届け先が変更します際，必ずご連絡下さいますようよろしくお願い致します．

◇取消，変更について

　取消，変更につきましては，お早めに FAX，お電話でお知らせ下さい．

　返品は，原則として受けつけておりませんが，返品の場合の郵送料はお客様負担とさせていただきます．その際は必ず小社へご連絡ください．

◇ご送本について

　ご送本につきましては，ご注文がありましてから約 1 週間前後とみていただきたいと思います．お急ぎの方は，ご注文の際にその旨をご記入ください．至急送らせていただきます．2〜3 日でお手元に届くように手配いたします．

◇個人情報の利用目的

　お客様から収集させていただいた個人情報，ご注文情報は本サービスを提供する目的(本の発送，ご注文内容の確認，問い合わせに対しての回答等)以外には利用することはございません．

　その他，ご不明な点は小社までご連絡ください．

株式会社 全日本病院出版会　〒 113-0033 東京都文京区本郷 3-16-4-7F　電話 03(5689)5989　FAX03(5689)8030　郵便振替口座 00160-9-58753

FAX 専用注文書

形成・皮膚 2110

年　　月　　日

○印	PEPARS	定価(消費税込み)	冊数
	2022 年 1 月～12 月定期購読(送料弊社負担)	42,020 円	
	PEPARS No. 171 眼瞼の手術アトラス―手術の流れが見える― 増大号	5,720 円	
	PEPARS No. 159 外科系医師必読！形成外科基本手技 30 増大号	5,720 円	
	バックナンバー(号数と冊数をご記入ください) No.		

○印	Monthly Book Derma.	定価(消費税込み)	冊数
	2022 年 1 月～12 月定期購読(送料弊社負担)	42,130 円	
	MB Derma. No. 307 日常診療にこの 1 冊！皮膚アレルギー診療のすべて 増刊号	6,380 円	
	MB Derma. No. 300 皮膚科医必携！外用療法・外用指導のポイント 増大号	5,500 円	
	バックナンバー(号数と冊数をご記入ください) No.		

○印	瘢痕・ケロイド治療ジャーナル
	バックナンバー(号数と冊数をご記入ください) No.

○印	書籍	定価(消費税込み)	冊数
	イチからはじめる美容医療機器の理論と実践 改訂第 2 版	7,150 円	
	臨床実習で役立つ形成外科診療・救急外来処置ビギナーズマニュアル	7,150 円	
	足爪治療マスター BOOK	6,600 円	
	明日の足診療シリーズ I　足の変性疾患・後天性変形の診かた	9,350 円	
	日本美容外科学会会報　Vol. 42　特別号　「美容医療診療指針」	2,750 円	
	図解　こどものあざとできもの―診断力を身につける―	6,160 円	
	美容外科手術―合併症と対策―	22,000 円	
	運動器臨床解剖学―チーム秋田の「メゾ解剖学」基本講座―	5,940 円	
	超実践！がん患者に必要な口腔ケア―適切な口腔管理で QOL を上げる―	4,290 円	
	グラフィック　リンパ浮腫診断―医療・看護の現場で役立つケーススタディ―	7,480 円	
	足育学　外来でみるフットケア・フットヘルスウェア	7,700 円	
	ケロイド・肥厚性瘢痕 診断・治療指針 2018	4,180 円	
	実践アトラス 美容外科注入治療　改訂第 2 版	9,900 円	
	ここからスタート！眼形成手術の基本手技	8,250 円	
	Non-Surgical 美容医療超実践講座	15,400 円	

○	書　名	定価	冊数	○	書　名	定価	冊数
	図説 実践手の外科治療	8,800 円			創傷治癒コンセンサスドキュメント	4,400 円	
	使える皮弁術　上巻	13,200 円			超アトラス眼瞼手術	10,780 円	
	使える皮弁術　下巻	13,200 円			アトラスきずのきれいな治し方 改訂第二版	5,500 円	

お名前　フリガナ
　　　　　　　　　　　　　　　　　　　印

診療科

ご送付先　〒　　－

□自宅　　□お勤め先

電話番号　　　　　　　　　　　　　　　　□自宅　□お勤め先

バックナンバー・書籍合計
5,000 円以上のご注文
は代金引換発送になります

―お問い合わせ先―
㈱全日本病院出版会営業部
電話 03(5689)5989

FAX 03(5689)8030

年　月　日

住 所 変 更 届 け

お名前	フリガナ	
お客様番号		毎回お送りしています封筒のお名前の右上に印字されております8ケタの番号をご記入下さい。
新お届け先	〒　　　　　都道府県	
新電話番号	（　　　　　）	
変更日付	年　月　日より	月号より
旧お届け先	〒	

※ 年間購読を注文されております雑誌・書籍名に✓を付けて下さい。

☐ Monthly Book Orthopaedics （月刊誌）

☐ Monthly Book Derma. （月刊誌）

☐ 整形外科最小侵襲手術ジャーナル （季刊誌）

☐ Monthly Book Medical Rehabilitation （月刊誌）

☐ Monthly Book ENTONI （月刊誌）

☐ PEPARS （月刊誌）

☐ Monthly Book OCULISTA （月刊誌）

日常診療で役立つ「足関節ねんざ症候群」の解説書！

足関節ねんざ症候群
―足くびのねんざを正しく理解する書―

編集　**高尾昌人**（重城病院 CARIFAS 足の外科センター所長）

2020 年 2 月発行　B5 判　208 頁　定価（本体価格 5,500 円＋税）

最新の「足関節ねんざ症候群」の知識をわかりやすく整理し、実地医療に重点を置いてまとめた一書！
知識のアップデートに役立つ本書をぜひお手に取りください！

主な目次

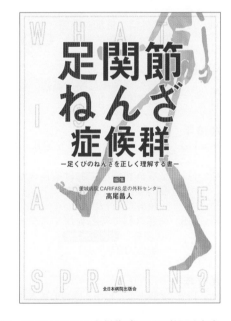

Ⅰ "たかが足くびのねんざ" をこじらせてしまうわけ

Ⅱ　足関節ねんざの診断
1. 最も重要な診断法：問診と身体所見の取り方
2. それぞれの画像診断の利点と欠点

Ⅲ　足関節ねんざの治療
＜総　論＞
1. 保存療法
2. 手術療法
3. 年齢や活動性、競技の種類により治療法は変わるのか？
4. Biological product は有効なのか？

＜各　論＞
1. 足関節外側靱帯損傷
2. 脛腓靱帯損傷
3. 三角靱帯損傷
4. 二分靱帯損傷
5. 足根洞症候群をどう考えるか？
6. 距骨下関節不安定症をどう考えるか？

Ⅳ　見逃してはいけない合併傷害および鑑別疾患
1. 足関節骨軟骨損傷
2. 腓骨筋腱傷害
3. インピンジメント症候群
4. 足関節形態と下肢アライメントの異常
5. Jones 骨折の真実

全日本病院出版会
〒113-0033 東京都文京区本郷 3-16-4　Tel：03-5689-5989
www.zenniti.com　　　　　　　　　　　　Fax：03-5689-8030

PEPARS

2007 年

No. 14 縫合の基本手技 （増大号）（好評につき増刷）
編集/山本有平

2011 年

No. 51 眼瞼の退行性疾患に対する
眼形成外科手術 （増大号）（好評につき増刷）
編集/村上正洋・矢部比呂夫

2013 年

No. 75 ここが知りたい！顔面の Rejuvenation
―患者さんからの希望を中心に― （増大号）
編集/新橋 武

2014 年

No. 87 眼瞼の美容外科
手術手技アトラス （増大号）（好評につき増刷）
編集/野平久仁彦

No. 88 コツがわかる！形成外科の基本手技
―後期臨床研修医・外科系医師のために― （好評につき増刷）
編集/上田晃一

2015 年

No. 99 美容外科・抗加齢医療
―基本から最先端まで― （増大号）
編集/百束比古

No. 100 皮膚外科のための
皮膚軟部腫瘍診断の基礎 （臨時増大号）
編集/林 礼人

2016 年

No. 110 シミ・肝斑治療マニュアル （好評につき増刷）
編集/山下理絵

No. 111 形成外科領域におけるレーザー・光・
高周波治療 （増大号）
編集/河野太郎

No. 118 再建外科で初心者がマスターすべき
10 皮弁 （好評につき増刷）
編集/関堂 充

2017 年

No. 123 実践！よくわかる縫合の基本講座 （増大号）
編集/菅又 章

No. 127 How to 局所麻酔＆伝達麻酔
編集/岡崎 睦

No. 128 Step up!マイクロサージャリー
―血管・リンパ管吻合, 神経縫合応用編―
編集/稲川喜一

2018 年

No. 134 四肢外傷対応マニュアル
編集/竹内正樹

No. 135 ベーシック＆アドバンス
皮弁テクニック （増大号）
編集/田中克己

No. 136 機能に配慮した頭頸部再建
編集/櫻庭 実

No. 137 外陰部の形成外科
編集/橋本一郎

No. 138 "安心・安全"な脂肪吸引・脂肪注入マニュアル
編集/吉村浩太郎

No. 139 義眼床再建マニュアル
編集/元村尚嗣

No. 140 下肢潰瘍・下肢静脈瘤へのアプローチ
編集/大浦紀彦

No. 141 戦略としての四肢切断術
編集/上田和毅

No. 142 STEP UP! Local flap
編集/中岡啓喜

No. 143 顔面神経麻痺治療のコツ
編集/松田 健

No. 144 外用薬マニュアル
―形成外科ではこう使え！―
編集/安田 浩

2019 年

No. 145 患児・家族に寄り添う血管腫・脈管奇形の医療
編集/杠 俊介

No. 146 爪・たこ・うおのめの診療
編集/菊池 守

No. 147 美容医療の安全管理と
トラブルシューティング （増大号）
編集/大慈弥裕之

No. 148 スレッドリフト 私はこうしている
編集/征矢野進一

No. 149 手・指・爪の腫瘍の診断と治療戦略
編集/島田賢一

No. 150 穿通枝皮弁をあやつる！
―SCIP flap を極める編―
編集/成島三長

No. 151 毛の美容外科
編集/武田 啓

No. 152 皮膚悪性腫瘍はこう手術する
―Oncoplastic Surgery の実際―
編集/野村 正・寺師浩人

No. 153 鼻の再建外科
編集/三川信之

No. 154 形成外科におけるエコー活用術
編集/副島一孝

No. 155 熱傷の局所治療マニュアル
　　　　編集／仲沢弘明
No. 156 Maxillofacial Surgery
　　　　編集／赤松　正

2020 年
No. 157 褥瘡治療のアップデート
　　　　編集／石川昌一
No. 158 STEP by STEP の写真と図で理解する
　　　　手指の外傷治療
　　　　編集／小野真平
No. 159 外科系医師必読！形成外科基本手技 30
　　　　―外科系医師と専門医を目指す形成外科医師
　　　　のために― 増大号
　　　　編集／上田晃一
No. 160 眼瞼下垂手術
　　　　―整容と機能の両面アプローチ―
　　　　編集／清水雄介
No. 161 再建手術の合併症からのリカバリー
　　　　編集／梅澤裕己
No. 162 重症下肢虚血治療のアップデート
　　　　編集／辻　依子
No. 163 人工真皮・培養表皮 どう使う，どう生かす
　　　　編集／森本尚樹
No. 164 むくみ診療の ONE TEAM
　　　　―静脈？リンパ？肥満？―
　　　　編集／三原　誠・原　尚子
No. 165 瘢痕拘縮はこう治療する！
　　　　編集／小川　令
No. 166 形成外科で人工知能(AI)・バーチャル
　　　　リアリティ(VR)を活用する！
　　　　編集／大浦紀彦・秋元正宇
No. 167 NPWT(陰圧閉鎖療法)を再考する！
　　　　編集／榊原俊介
No. 168 実は知らなかった！ 新たに学ぶ頭頸部
　　　　再建周術期管理の 10 の盲点
　　　　編集／矢野智之

2021 年
No. 169 苦手を克服する手外科
　　　　編集／鳥谷部荘八
No. 170 ボツリヌストキシンはこう使う！
　　　　―ボツリヌストキシン治療を中心としたコン
　　　　ビネーション治療のコツ―
　　　　編集／古山登隆

No. 171 眼瞼の手術アトラス
　　　　―手術の流れが見える―
　　　　編集／小室裕造
No. 172 神経再生医療の最先端
　　　　編集／素輪善弘
No. 173 ケロイド・肥厚性瘢痕治療 update
　　　　編集／清水史明
No. 174 足の再建外科 私のコツ
　　　　編集／林　明照
No. 175 今，肝斑について考える
　　　　編集／宮田成章
No. 176 美容外科の修正手術
　　　　―修正手術を知り，初回手術に活かす―
　　　　編集／原岡剛一
No. 177 当直医マニュアル
　　　　形成外科医が教える外傷対応
　　　　編集／横田和典

各号定価 3,300 円(本体 3,000 円＋税)，ただし，増大号：No. 14, 51, 75, 87, 99, 100, 111 は定価 5,500 円(本体 5,000 円＋税)，No. 123, 135, 147, 159, 171 は定価 5,720 円(本体 5,200 円＋税)．
在庫僅少品もございます．品切の際はご容赦ください．
(2021 年 9 月現在)

掲載されていないバックナンバーにつきましては，弊社ホームページ (www.zenniti.com)をご覧下さい．

click

| 全日本病院出版会 | 検索 |

全日本病院出版会 公式 twitter !!

弊社の書籍・雑誌の新刊情報，または好評書のご案内を中心に，タイムリーな情報を発信いたします．全日本病院出版会公式アカウント **@zenniti_info** を是非ご覧下さい !!

2022 年 年間購読 受付中！
年間購読料　42,020 円(消費税込)（送料弊社負担）
（通常号 11 冊，増大号 1 冊：合計 12 冊）

次号予告 ▬▬▬▬▬▬

マイクロサージャリーの基礎を マスターする

No.179（2021 年 11 月号）

編集／杏林大学教授　　　　多久嶋亮彦

マイクロサージャリーの現在・過去・未来
………………………………門田　英輝
マイクロサージャリーの機器・縫合糸
………………………………梅川　浩平ほか
血管のマイクロサージャリー……宮本　慎平ほか
リンパ管関連疾患における画像検査と
　再建手術………………………山本　匠ほか
神経のマイクロサージャリー……松田　健ほか
頭頸部再建におけるマイクロサージャリー
………………………………兵藤伊久夫
切断指再接着術のポイント………五谷　寛之ほか
包括的高度慢性下肢虚血におけるマイクロサー
　ジャリー………………………森重　侑樹ほか
乳房再建におけるマイクロサージャリー
………………………………矢野　智之
デジタル顕微鏡(外視鏡・ビデオ顕微鏡)を
　用いた血管吻合・リンパ管吻合のポイント
………………………………市川　佑一

掲載広告一覧 ▬▬▬▬▬▬

ペディグラス　　　　　　　　　　表 4

No. 178　編集企画：
　　鳥山　和宏　名古屋市立大学教授

PEPARS　No. 178

2021 年 10 月 15 日発行（毎月 1 回 15 日発行）
定価は表紙に表示してあります.

Printed in Japan

発行者　末 定 広 光
発行所　株式会社　全日本病院出版会
〒 113-0033　東京都文京区本郷 3 丁目 16 番 4 号
　　　　電話（03）5689-5989　Fax（03）5689-8030
　　　　郵便振替口座 00160-9-58753

印刷・製本　三報社印刷株式会社　　　電話（03）3637-0005
広告取扱店　㈱日本医学広告社　　　　電話（03）5226-2791